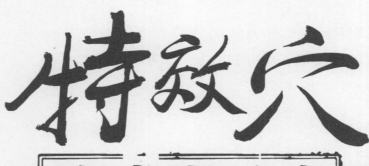

特效穴
诊疗常见病

李志刚 ◎ 主编

吉林科学技术出版社

图书在版编目（CIP）数据

特效穴诊疗常见病 / 李志刚主编 . -- 长春：吉林
科学技术出版社，2018.1
ISBN 978-7-5578-3404-3

Ⅰ．①特… Ⅱ．①李… Ⅲ．①常见病—穴位疗法
Ⅳ．① R245.9

中国版本图书馆 CIP 数据核字（2017）第 266212 号

特效穴诊疗常见病

TEXIAOXUE ZHENLIAO CHANGJIANBING

主　　编　李志刚
副主编　徐小茹
出版人　李　梁
责任编辑　孟　波　宿迪超　穆思蒙
封面设计　长春市一行平面设计有限公司
制　　版　长春市一行平面设计有限公司
开　　本　710 mm×1000 mm　1/16
字　　数　260千字
印　　张　15
印　　数　1—7000册
版　　次　2018年1月第1版
印　　次　2018年1月第1次印刷

出　　版　吉林科学技术出版社
发　　行　吉林科学技术出版社
地　　址　长春市人民大街4646号
邮　　编　130021
发行部电话/传真　0431-85635177　85651759　85651628
　　　　　　　　　　　85652585　85635176
储运部电话　0431-86059116
编辑部电话　0431-85610611
网　　址　www.jlstp.net
印　　刷　长春新华印刷集团有限公司

书　　号　ISBN 978-7-5578-3404-3
定　　价　39.90元

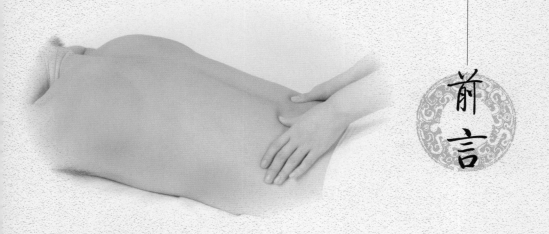

在现代社会，人们的工作节奏越来越快，生活压力也越来越大，加之饮食不规律、疏于节制所造成的体质趋向阴阳不调，使诸如失眠、颈肩酸痛、心悸、月经不调等疾病的发病率越来越高。但是，近年来兴起了一股天然养生热，其中顺应先人颐养之道的经络穴位按摩，尤为受到人们的推崇。

经络穴位是中医理疗的基础，是经络保健养生中非常有效的一种养生方法。人体的穴位遍布全身，从头顶到脚尖都有治疗疾病的特效穴位，操作者依循经络运行，找到对症的特效穴位，运用不同的理疗方法，如按摩、艾灸、刮痧、拔罐等，从上往下或从内往外对患者进行理疗，可有效作用于皮肤、末梢神经、血管和肌肉等，达到放松肌肉、消除疲劳、促进血液循环和新陈代谢的效果，从而改善健康状态。例如：按压膻中穴对于长期郁闷不乐、心情烦躁、胸闷气短的人有立竿见影的效果；当压力巨大，无法入睡时，按摩风池穴和神门穴可达到安眠效果，能放松紧绷的情绪。

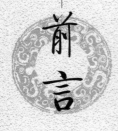

前言

本书通俗易懂，严谨科学，并采用了图文并茂的形式，清晰地将每个特效穴位展现给读者，以方便大家取穴操作，为您和家人的健康保驾护航。本书讲述了有关经络、穴位的基础知识，以及中医理疗方法的各种类别、手法及常识。同时本书对特效穴位做了详细阐述，列举穴位的由来、主治病症、理疗方法及功效等。此外，还运用经穴和疾病的关系，详解了我们生活中常见病的理疗方法和日常养生保健疗法。这样您就可以根据经穴疗法，利用经络理论，结合自己的健康情况，灵活运用此方法，来防治常见疾病对自身进行保健治疗。

李志刚

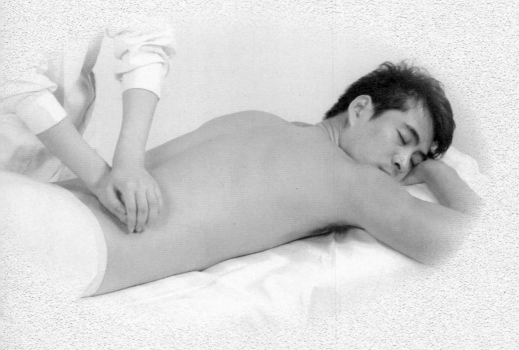

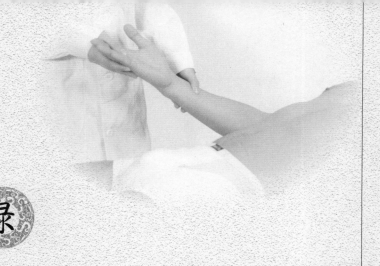

目录

第三章 特效穴养生——未病先防

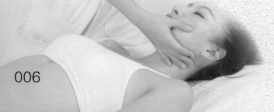

第四章 特效穴治病——既病防变

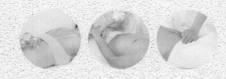

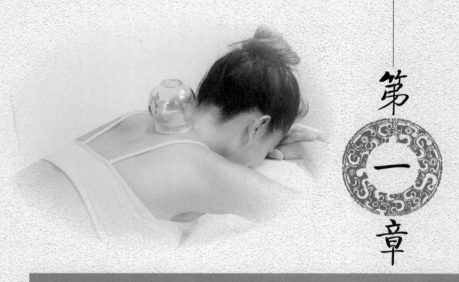

第一章

解析经络穴位理疗法——简约而不简单

经穴疗法是建立在中医经络穴位理论基础之上的，其作用机制是通过对经络穴位的温热刺激而对人体五脏六腑产生亢奋或抑制作用，从而达到调整人体内部阴阳平衡，并进一步治疗疾病的目的。因为不同的经络穴位对应着不同的脏腑器官，所以不同的疾病就需要刺激不同的穴位以达到有针对性的治疗。本章简单概述经络穴位的基础知识，方便大家了解。

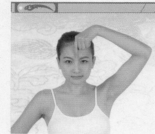

经络——器官的看门人

经络的作用

◆联络脏腑

　　人体中的经络系统是一个纵横交错、沟通内外、联系上下的整体，它建立了人体中脏器与脏器、脏与腑、脏腑与五官之间的联系，从而使人体成为一个有机的整体。除此之外，人体中五脏六腑、四肢百骸以及皮肉筋骨等组织的相对平衡和生理活动，也是依靠经络系统的联络沟通完成的。

◆运行气血

　　经络是人体气血运行的通道，气血只有通过经络系统才能被输送到全身。气血是人体生命活动的物质基础，其作用是濡润全身脏腑、组织、器官，维持人体正常的生理功能。

◆抵御外邪

　　由于经络系统的作用是运行气血，所以它就可以使营卫之气密布周身，尤其是随着散布于全身的络脉而密布于皮部。卫气是一种具有保卫机体功能的物质，它能够抵御外邪的入侵，发挥保卫机体的作用。

经络的应用

◆表明病理变化

　　因为经络系统是联络人体内外的通道，所以当人体患病时，经络是一个病邪传入的途径。当人体患有某些疾病的时候，常常会在其经络循行路线上出现明显的压痛、结节或条索状的反应物。

◆指导辨证

　　因为经络都有固定的循行路线以及所属的脏腑和组织器官，所以根据体表部位发生的病理变化，就可以推断患病的部位及所属经脉。

◆指导治疗

　　因为经络内属脏腑，外络肢节，所以在临床治疗时就常根据经脉循行路线而选用体表某些腧穴，以疏通经气，调节脏腑气血功能，从而达到治疗疾病的目的。

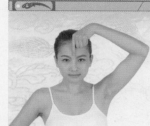

一学就会——图解中医基础理疗方法

一看就懂的按摩手法

按摩手法有很多种，常用的按摩手法有压法、点法、按法、揉法、推法、捏法等等。对于初学者而言，一定要选对按摩手法，因为不同的按摩手法所产生的刺激作用、治疗作用是不一样的。

◆压法

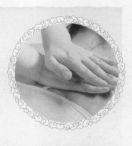

以肢体在施术部位压而抑之的按摩方法被称为压法。压法具有疏通经络、活血止痛、镇惊安神、祛风散寒和舒展肌筋的作用，经常被用来进行胸背、腰臀以及四肢等部位的按摩。

指压法
以手指指腹用力按压穴位，还可以一边用力，一边沿着一定的方向滑动。

掌压法
以掌面为着力点对体表的治疗部位进行按压，可以一边用力一边进行滑动。

◆点法

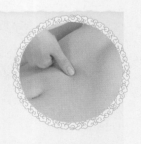

用指端或屈曲的指关节突起部分着力，点压在一定部位的按摩方法，称为点法，也称点穴。点穴时也可瞬间用力点按人体的穴位。点法具有开通闭塞、活血止痛、解除痉挛、调整脏腑功能的作用，适用于全身各部位及穴位。

拇指指端点法
手握空拳，拇指伸直并紧靠于食指中节，用拇指点压一定部位。

屈食指点法
食指屈曲，其他手指相握；用食指第一指间关节突起部分点压一定部位。操作时，可用拇指末节内侧缘紧压食指指甲部，以助力。

◆捏法

捏法就是用拇指、食指和中指相对用力，提捏身体某一部位的皮肤肌肉的按摩方法。捏法用力较轻微，动作较小。捏法如果施用于脊柱两侧部位，就是我们平时所称的"捏脊"。捏法适用于头部、颈部、四肢和脊背，具有活血化瘀、舒筋活络、安神益智的作用。

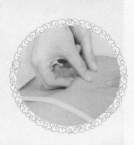

◆掐法

掐法指的是以拇指指甲在一定的部位或穴位上用力按压的一种按摩手法。掐法适用于面部及四肢部位的穴位，是一种强刺激的手法，具有开窍解痉的功效。比如掐人中穴位，可以解救中暑及晕厥病人。

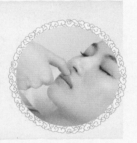

◆拿法

以单手或者是双手的拇指与其余四指相对，握住施术部位相对用力，并做持续、有节律的提捏的按摩方法，称为拿法。主要用于颈部、肩背部及四肢部位。在临床应用的时候，拿后需配合揉摩，以缓解刺激引起的不适。注意：拿捏时间不要过长，次数不宜过多。

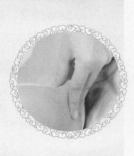

◆按法

用指、掌或肘深压于体表一定部位或穴位的按摩方法，称为按法。按法是一种较强刺激的手法，有镇静止痛、开通闭塞、放松肌肉的作用。指按法适用于全身各部位穴位；掌根按法常用于腰背及下肢部位穴位；肘按法压力最大，多用于腰背、臀部和大腿部位穴位。

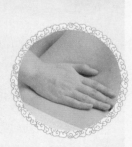

◆揉法

揉法指的是用指、掌、肘部吸附于机体表面某些部位或穴位，或反射区上，做柔和缓慢的环旋转动或摆动，并带动皮下组织一起揉动的一类按摩手法。揉法具有宽胸理气、消积导滞、祛风散寒、舒筋通络、活血化瘀、消肿止痛、缓解肌肉痉挛等作用。

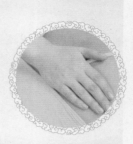

◆推法

用指、掌、肘后鹰嘴突起的部位着力于一定穴位或者是部位，缓缓地进行单方向的直线推动的一种手法。推法是临床常用的手法之一，它具有理顺经脉、舒筋活络、行气活血、消肿止痛、增强肌肉兴奋性、促进血液循环等作用，适用于全身的各个部位。

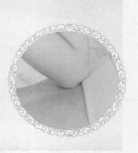

简单易行的艾灸手法

目前现代人越来越注重保健、养生、防病了，不像以前有病才医治，这是未病先防的方法。但在我们保健养生的过程中，总有一些部位是药物达不到、针也不能企及的地方，那么人们就要寻求另外的方法。幸运的是，古人给我们留下了另一笔财富——艾灸。艾灸疗效可以穿透机体的任何部位，与目前的养生理念是非常契合的。

◆艾炷灸

艾炷灸就是将艾炷直接或间接置于穴位上施灸的方法。那么，艾炷又是什么呢？其实，艾炷就是用艾绒做成的大小不等的圆锥形艾团。其制作方法也很简单：先将艾绒置于手心，用拇指搓紧，再放到平面桌上，以拇指、食指、中指捻转成上尖下圆底平的圆锥状。麦粒大者为小炷，黄豆大者为中炷，蚕豆大者为大炷。在施灸时，每燃完一个艾炷，我们叫作一壮。施灸时的壮数多少、艾炷大小，可根据疾病的性质、病情的轻重、体质的强弱而定。根据不同的操作方式，艾炷灸可分为直接灸（着肤灸）和间接灸（隔物灸）两大类。

直接灸

即把艾炷直接放在皮肤上施灸，以达到防病治病的目的。这是灸法中最基本、最主要且常用的一种灸法。古代医家均以此法为主，现代临床上也常用。施灸时多用中、小艾炷。可在施灸穴位的皮肤上涂少许液状石蜡或其他油剂，使艾炷易于固定，然后将艾炷直接放在穴位上，用火点燃尖端。当患者有灼热感时，用镊子将艾炷夹去，再更换新艾炷施灸。灸治完毕后，可用油剂涂抹，以保护皮肤。此法适用于一般虚寒证及眩晕、皮肤病等。

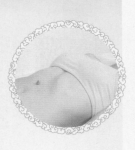

间接灸

即在艾炷与皮肤之间垫上某种介质而施灸，具有艾灸与介质的双重作用，加之本法火力温和，患者易于接受，故广泛应用于内科、外科、妇科、儿科、五官科疾病。间接灸根据其衬隔物品的不同，可分为多种灸法。

隔姜灸：用厚约 0.3 厘米的生姜一片，在中心处用针穿刺数孔，上置艾炷放在穴位上施灸，病人感觉灼热不可忍受时，可用镊子将姜片向上提起，衬一些纸片或干棉花放下再灸，或用镊子将姜片提举稍离皮肤，灼热感缓解后重新放下再灸，直到局部皮肤潮红为止。此法简便，易于掌握，一般不会引起烫伤，可以根据病情反复施灸，对虚寒病症，如腹痛、泄泻、痛经、关节疼痛等，均有疗效。

隔蒜灸：取新鲜独头大蒜，切成厚约 0.3 厘米的蒜片，用细针于中间穿刺数孔，放于穴位或患处，上置艾炷点燃施灸。艾炷如黄豆大，每灸 4～5 壮更换蒜片，每穴1 次灸足 7 壮。也可取适量大蒜，捣成泥状，敷于穴上或患处，上置艾炷点燃灸之。本法适用于治疗痈、疽、疮、疖、蛇咬、蝎蜇等外伤疾患。

隔盐灸：用于脐窝部（神阙穴）施灸。操作时用食盐填平脐孔，再放上姜片和艾炷施灸。若患者脐部凸起，可用水调面粉，搓成条状围在脐周，再将食盐放入面圈内隔姜施灸。本法对急性腹痛吐泻、痢疾、四肢厥冷和虚脱等证，具有回阳救逆之功。

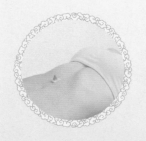
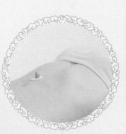
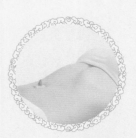

◆艾条灸

艾条灸是将艾条点燃后在穴位或病变部位进行熏灸的方法，又称艾卷灸法。分为温和灸、雀啄灸和回旋灸三种。

温和灸

施灸者手持点燃的艾条，对准施灸部位，在距皮肤3厘米左右的高度进行固定熏灸，使施灸部位温热而不灼痛，一般每处需灸5分钟左右。温和灸时，在距离上要由远渐近，以患者能承受为度，也可用灸架将艾条固定于施灸处上方进行熏灸，可同时在多处进行灸治。本法有温经散寒、活血散结等作用，对于神志不清、局部知觉减退患者施灸时，术者可将另一只手的食、中两指分置于施灸部位两侧，通过手指感觉局部皮肤的受热程度，以便调节施灸距离，防止烫伤。

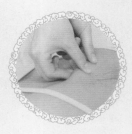

雀啄灸

施灸者手持点燃的艾条，在施灸穴位皮肤的上方约3厘米处，如鸟雀啄食一样做一上一下的活动熏灸，而不固定于一定的高度，一般每处熏灸3～5分钟。本法多用于昏厥急救及小儿疾病，作用上偏于泻法。注意向下活动时，不可使艾条触及皮肤，及时摔除烧完的灰烬，此外还应注意艾条移动速度不要过快或过慢，过快则达不到目的，过慢易造成局部灼伤及刺激不均，影响疗效。

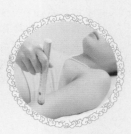

回旋灸

施灸者手持燃着的艾条，在施灸部位的上方约3厘米高度，根据病变部位的形状做速度适宜的上下、左右往复移动或反复旋转熏灸，使局部3厘米范围内的皮肤温热而不灼痛。适用于呈线状或片状分布的风湿痹痛、神经麻痹等范围稍大的病症。

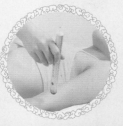

🌀 安全简便的拔罐手法

拔罐法又称拔火罐，古称"角法"，是以罐子为工具，利用火燃烧排出罐内空气，造成相对负压，使罐子吸附于施术部位，产生温热刺激及局部皮肤充血或瘀血，以达到治疗疾病目的的一种方法。下面为大家详细介绍各种拔罐方法，以便您能够更清晰、更直观地了解和运用此种方法。

◆ 常规拔罐疗法

根据拔罐时使用罐的多少，主要分为单罐和多罐两种方法。

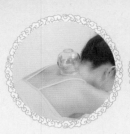
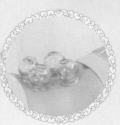

单罐

用于病变范围较小的病或压痛点。可按病变或压痛的范围大小，选用适当口径的火罐。如胃病在中脘穴拔罐；冈上肌肌腱炎在肩髃穴拔罐等。

多罐

用于病变范围比较广泛的疾病。可按病变部位的解剖形态等情况，酌量吸拔数个乃至十几个罐。如某一肌束劳损时可按肌束的位置成行排列吸拔多个火罐，称为"排罐法"。治疗某些内脏或器官的瘀血时，可按脏器的解剖部位的范围在相应的体表部位纵横并列吸拔几个罐子。

密排罐法：指罐具多而排列紧密的排罐法，这种方法多用于身体强壮的年轻人，或者病症反应强烈、发病广泛的患者。

疏排罐法：指罐具少而排列稀疏的排罐法，这种方法多用于年老体衰、儿童等患者，或者病症模糊、耐受能力差的患者。

散罐法：称星罐法，此法主要适用于一人患有多种疾病或者虽只患有一种疾病，但又具有多种病情的患者。

◆ 闪罐法

闪罐法是临床常用的一种拔罐手法，一般多用于皮肤不太平整、容易掉罐的部位。具体操作方法是用镊子或止血钳夹住蘸有适量酒精的棉球，点燃后送入罐底，立即抽出，将罐扣于施术部位，然后将罐立即起下，按上法再次将罐吸附于施术部位，如此反复拔起多次至皮肤潮红为止。通过反复地拔、起，使皮肤反复地紧、松，反复地充血、不充血、再充血，形成物理刺激，对神经和血管有一定的兴奋作用，可增加细胞的通透性，改善局部血液循环及营养供应，适用于治疗肌萎缩，局部皮肤麻木、酸痛或一些较虚弱的病症。采用闪罐法操作时注意罐口应始终向下，棉球应送入罐底，棉球经过罐口时动作要快，避免罐口反复加热以致烫伤皮肤。操作者应随时掌握罐体温度，如感觉罐体过热，可更换另一个罐继续操作。

◆留罐法

留罐法又称坐罐法，是指将罐吸附在应拔部位后留置一段时间的拔罐方法。此法是临床最常用的一种罐法。留罐法主要用于以寒邪为主的疾患、脏腑病。如经络受邪（外邪）、气血瘀滞、外感表证、麻木、消化不良、神经衰弱、高血压等病症，用之均有良效。

治疗实证用泻法，即用单罐口径大、吸拔力大的泻法，或用多罐密排、吸拔力大的，吸气时拔罐，呼气时起罐的泻法。

治疗虚证用补法，即用单罐口径小、吸拔力小的补法，或用多罐疏排、吸拔力小的，呼气时拔罐，吸气时起罐的补法。

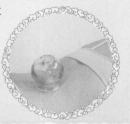

留罐法可与走罐法配合使用，即先走罐，后留罐。

◆走罐法

走罐法又称行罐法、推罐法及滑罐法等。一般用于治疗病变部位较大、肌肉丰厚而平整的部位，或者需要在一条或一段经脉上拔罐的情况。走罐法宜选用玻璃罐或陶瓷罐，罐口应平滑，以防划伤皮肤。具体操作方法是，先在将要施术的部位涂抹适量的润滑液，然后用闪罐法将罐吸附于皮肤上，循着经络或需要拔罐的路线来回推罐，至皮肤出现瘀血为止。操作时应注意根据病人的病情和体质调整罐内的负压，以及走罐的快、慢、轻、重。罐内的负压不可过大，否则走罐时由于疼痛较剧烈，病人将无法接受；推罐时应轻轻推动罐的颈部后边，用力要均匀，以防火罐脱落。

走罐法对不同部位应采用不同的走罐方法：腰背部沿垂直方向上下推拉；胸胁部沿肋骨走向左右平行推拉；肩、腹部采用罐具自转或在应拔部位旋转移动的方法；四肢部沿长轴方向来回推拉等。

行之有效的刮痧手法

正确的拿板方法是把刮痧板的长边横靠在手掌心，拇指和其他四个手指分别握住刮痧板的两边，刮痧时用手掌心的部位向下按压。单向刮拭，不可以来回刮。刮痧板与皮肤表面的夹角一般为30～60度，这个角度可以减轻刮痧过程中的疼痛，增加舒适感。

◆ 立刮法

让刮痧板与穴位区呈90度垂直，刮痧板始终不离开皮肤，并施以一定的压力，做短距离前后或左右摩擦刮拭。

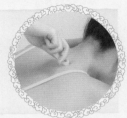

◆ 平刮法

操作方法与面刮法相似，只是刮痧板向刮拭的方向倾斜的角度小于15度，向下的按压力大。适用于身体敏感的部位。

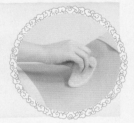

◆ 面刮法

将刮痧板的一半长边或整个长边接触皮肤，刮痧板向刮拭的方向倾斜30～60度，自上而下或从内到外均匀地向同一方向直线刮拭。

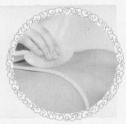

◆ 推刮法

操作方法与面刮法类似，刮痧板向刮拭方向倾斜的角度小于45度，刮拭速度慢，按压力大，每次刮拭的长度要短。

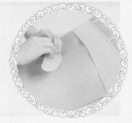

◆ 角刮法

单角刮法：将单刮痧板的一个角朝刮拭方向倾斜45度，在穴位处自上而下刮拭。双角刮法：以刮痧板凹槽处对准脊椎棘突，凹槽两侧的双角放在脊椎棘突和两侧刺突之间的部位，刮痧板向下倾斜45度，自上而下刮拭。用于脊椎部。

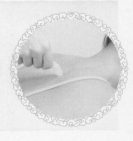

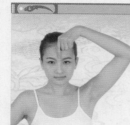

理疗小常识——让你远离误区

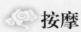 按摩

◆按摩的适应证和禁忌证

　　按摩治疗的范围很广，在外科、内科、妇科、儿科、五官科以及保健美容方面都适用，尤其是对于慢性病、功能性疾病疗效较好。但是它也不能包治百病，有些疾病便不适合通过按摩来进行治疗。通过长期的临床实践得出按摩有以下适应证和禁忌证：

按摩适应证

　　●外科：肩周炎、腕关节扭伤、腱鞘炎、落枕、颈椎病、急性腰扭伤、慢性腰肌劳损、腰椎间盘突出症、膝关节炎、踝关节扭伤、跟痛症等。
　　●内科：不寐、卒中后遗症、胃痛、泄泻、便秘、胁痛、头痛、口眼㖞斜、近视、焦虑症、忧郁症等。
　　●妇科：包括月经不调、痛经、带下病、产后缺乳、乳腺炎、乳腺增生等。
　　●儿科：包括感冒、发热、咳嗽、厌食、腹泻、便秘、遗尿、夜啼等。
　　●其他方面的疾病如男科疾病、五官疾病等也适合用按摩方法进行治疗。

按摩禁忌证

　　●脑部出现脑栓塞和处于急性发作期的脑出血患者，以及各种恶性肿瘤患者。
　　●皮肤破溃或者是患有妨碍按摩施术的皮肤病者，都要禁用或者是慎用头部按摩疗法。
　　●伤寒、梅毒、淋病、脑膜炎、痢疾以及其他急性传染病病人，不宜按摩治疗。
　　●皮肤常有瘀斑的血小板减少性紫癜或过敏性紫癜患者、血友病患者禁用头部按摩疗法。急性脊柱损伤伴有脊髓症状的患者应该禁用按摩。

●对于癌症、恶性贫血、久病体弱而又极度消瘦者要禁用头部按摩。
●带有开放性损伤，施用血管、神经吻合术的患者，都应该禁用头部按摩。
●对于处于特殊生理期，如月经期和怀孕期的妇女，均不宜用按摩疗法。
●年老体弱、久病气虚者，应慎用或禁用头部按摩疗法。
●各种中毒，如食物中毒、药物中毒、煤气中毒、毒蛇咬伤、狂犬咬伤等禁用按摩疗法。
●严重器官功能衰竭，如肾衰竭、心力衰竭和肝坏死等患者，不宜按摩。

◆按摩时出现不良反应如何处理

按摩作为常用的治疗手段，对很多疾病都有着良好的效果。按摩简便、安全、舒适，易被人接受。但如果对按摩方法、部位等不加以注意，在按压经穴进行治疗的过程中，有时候会出现不良反应，如晕厥、疼痛加重等，也会让患者承受不应有的痛苦。因此，在按摩前一定要做好一切准备工作，然后根据需要制订正确的按摩方案，认真细致地操作。一旦发生异常情况，要及时采取相应的措施进行处理。常见的按摩异常反应有以下几种：

晕厥

在按摩的过程中，有的人由于精神紧张或体质特别虚弱或过度劳累、饥饿，或手法过重过强，可能会突然出现头晕目眩、心慌气短、胸闷泛呕，严重者会出现四肢厥冷、出冷汗，甚至晕倒等现象。这时候，应该立即停止按摩，取头稍低位，轻者静卧片刻或服温开水或糖水后即可恢复，重者可配合掐人中、老龙、十宣放血或送医院就诊。

为了防止昏厥的发生，体质虚弱的患者和神经衰弱的患者，在进行自我按摩治疗时应该采用轻柔的手法；精神紧张的患者应该在按摩之前消除思想顾虑；饥饿的患者应该先进食或喝些糖水再进行按摩治疗。

皮肤破损

有的人在接受按摩的过程中，局部皮肤会出现发红、疼痛、破裂等现象。这时应该立即停止按摩治疗，同时做好皮肤的消毒和保护，防止感染的发生。

皮下出血

由于按摩手法过重，或按摩时间过长，或本身有血小板减少症，或老年性毛细血管脆性增加，在按摩部位可出现皮下出血。这种现象如果在局部出现，一般不必处理，若局部青紫严重者，待出血停止后可用缓摩法消肿散瘀。

岔气与肌肉损伤

体位不舒适，按压时用力过猛，患者肌肉紧张，都可能造成肌肉损伤或者是岔气。当出现岔气时，要请人配合自己的呼吸对上肢进行牵拉，或者是推压后背以减轻痛感。对于肌肉皮肤损伤者，可用红花油轻涂血瘀处一两次即可。

艾灸

◆了解艾灸的适应证和禁忌证

艾灸适应证

●寒邪内伏：凡受寒、饮冷而致脘腹胀满、消化不良者，均宜灸之，可起温中散寒、调整脾胃的功能。

●气虚下陷：凡气虚下陷之症，如胃下垂、子宫脱垂、脱肛等，均可施行灸法，可起温阳起陷、行气活血之效。

●寒热虚实：临床实践证明，灸疗法不但对阴证、寒证、虚证有效，而且对阳证、热证、实证也有效。如疔疮、疖肿、甲沟炎、痔疮等疾患，于初起时灸之可获良效。

●厥逆吐泻：灸疗对厥逆吐泻、脉微细弱者，颇有回阳救逆、镇吐止泻之效。

●暴病急证：《医学入门》里描述，"凡病药之不及，针之不到，必须灸之。"例如霍乱吐泻、四肢厥冷、脉微欲绝者，中风脱证，小儿惊厥，妇女崩漏，鼻出血等。这些暴急病症，均属灸治病例。

●诸虚百损：灸法不但能治疗急病症，而且还能治疗许多慢性疾患，例如子宫脱垂、脱肛、肾虚泄泻等。

艾灸禁忌证

由于艾灸以火熏灸，施灸时若不注意有可能引起局部皮肤的烫伤。另一方面，施灸的过程中要耗伤一些精血，所以有些部位或有些人是不能施灸的，这些就是施灸的禁忌。古代施灸法禁忌较多，有些禁忌虽然可以打破，但有些情况确实是应禁忌的。

●凡暴露在外的部位，如颜面，不要直接灸，以防形成瘢痕，影响美观。

●皮薄、肌少、筋肉结聚处，妊娠期妇女的腰骶部、下腹部，男女的乳头、阴部、睾丸等不要施灸。关节部位不要直接灸。大血管处、心脏部位不要灸。眼球属颜面部，也不要灸。

●身体发炎部位禁止采用艾灸的方法进行治疗，妇女经期忌灸。

●某些传染病、高热、昏迷、惊厥期间，或身体极度衰竭，形销骨立等忌灸。

●无自制能力的人，如精神病患者等忌灸。

◆艾灸时应注意的事项

艾灸疗法既可治疗虚证、寒证，又可治疗热证、实证，对治疗内科、外科、妇科、儿科、耳鼻喉科、皮肤病科以及在预防疾病、延年益寿等方面，疗效都很显著。

●在施灸时要聚精会神，以免烧烫伤被灸者的皮肤或损坏被灸者的衣物。

●对昏迷者、肢体麻木及感觉迟钝者和小儿，在施灸过程中灸量不宜过大，以免出现一些不良反应。

●如果被灸者情绪不稳，或在过饥、过饱、醉酒、劳累、阴虚内热等状态下，要尽量避免使用艾灸疗法。

●被灸者在艾灸前最好喝一杯温水，水的温度应以略高于体温为宜，在每次灸治结束后还要再补充一杯60℃左右稍稍有点烫嘴的热水。

●施灸过程中如果出现发热、口渴、红疹、皮肤瘙痒等异常症状时，一般不要惊慌，继续采用艾灸疗法灸治下去，这些症状就会消失。

●施灸的时间应该循序渐进，施灸的穴位也应该由少至多，热度也是逐渐增加的。

●被灸者在采用艾灸疗法治疗疾病的过程中，尽量不要食用生冷的食物（如喝冷水、吃凉饭等），否则会不利于疾病的治疗。

●施用瘢痕灸前，要争取被灸者的意见并询问被灸者有无晕针史。施灸的时间一般以饭后1小时为宜。

●在采用艾灸疗法治疗或保健时，如果上下前后都有配穴，施灸的顺序一般是先灸阳经后灸阴经、先灸背部再灸腹部、先灸身体的上部后灸下部、先灸头部后灸四肢，依次进行灸治。

●采用瘢痕灸治疗疾病时，半年或一年灸一次即可，其他灸法可每日或隔日灸1次，10次为一个疗程。

拔罐

◆认清拔罐的适应证和禁忌证

经过数千年的改进和完善，拔罐疗法已经从古代单一用来治疗外科疾病，发展到现在内科、外科、皮肤科、妇科、儿科、五官科、骨科等科疾病都能对症运用。即便如此，作为一种治疗方法必然也有它的局限性，有些疾病是无法进行拔罐治疗的。所以在操作前，要认清拔罐的适应证和禁忌证。

拔罐适应证

● 内科疾病：感冒、咳嗽、哮喘、心悸、健忘、胃脘痛、呕吐、泄泻、便秘、腹痛、胃下垂、眩晕、胁痛、水肿、遗尿、遗精、阳痿、男性不育、风湿、暑湿、秋燥。

● 外科疾病：丹毒、疖肿、乳痈、脱肛、急性阑尾炎、急性胆绞痛、急性胰腺炎。

● 骨科疾病：落枕、颈椎病、腰椎间盘突出症、腰肌劳损、急性腰扭伤、肩周炎、肱骨外上髁炎、坐骨神经痛、肋软骨炎、肋间神经痛、类风湿性骨关节炎等。

● 妇科疾病：经行先期、经行后期、经行先后无定期、月经过多、经闭、痛经、白带异常、妊娠呕吐、产后缺乳、产后腹痛、子宫脱垂、阴痒、不孕症、产后大便困难等。

● 儿科疾病：小儿发热、小儿呕吐、小儿泄泻、小儿厌食、小儿遗尿、腮腺炎等。

● 皮肤科疾病：带状疱疹、银屑病、斑秃、湿疹、风疹、蛇皮癣、白癜风等。

● 五官科疾病：睑腺炎、流泪症、沙眼、目痒、目赤肿痛、目翳、远视、近视、视神经萎缩、鼻塞、鼻渊、鼻出血、咽喉肿痛、乳蛾、口疮、牙痛、下颌关节紊乱症。

拔罐禁忌证

● 皮肤传染病、皮肤严重过敏者或皮肤破损溃烂者。

● 醉酒、过饥、过饱、过渴、过度疲劳者。

● 恶性肿瘤、重度心脏病、心力衰竭、活动性肺结核患者。

● 紫癜、血小板减少症、白血病、血友病等凝血功能差、具有出血倾向的疾病患者。

● 外伤、骨折、水肿、静脉曲张患者及身体大血管体表投影处。

● 五官、前后阴、乳头、肚脐眼、心搏处、毛发多的地方。

◆拔罐过程中的常见误区

火罐疗法，又称拔火罐，是借用杯罐的吸力，吸附于人体穴位或某个疼痛的局部，造成皮肤红晕、紫红而达到治疗目的的一种疗法。火罐疗法是祖国医学遗产之一，在我国民间已使用很久了。但是拔罐作为一种医疗方法有其奥妙之处，人们对其认识并不全面，经常会存在几个误区。

拔火罐后马上洗澡

很多爱在浴池洗澡的人常说："火罐和洗澡，一个也少不了。"确实，温热的澡水和温热的火罐，洗完再拔，拔完再洗，想想都舒服。可是这顺序还真要注意，可以洗完澡后拔火罐，但是绝对不能在拔罐之后马上洗澡。

拔火罐后，皮肤处于一种被伤害的状态，非常脆弱，这个时候洗澡很容易导致皮肤破损、发炎。而如果是洗冷水澡的话，由于皮肤处于一种毛孔张开的状态，很容易受凉，所以拔火罐后一定不能马上洗澡。

拔罐时间越长效果越好

不少人说火罐一拔最少要半小时，有的人认为只有拔出水疱来才能体现拔火罐的效果，尤其是老年人持这样观点的比较多。而拔火罐真的是时间越长越好吗？

其实，拔火罐时要根据火罐的大小、材质，负压的力度不同调整所需的时间。但是一般以从点火闪完到起罐不超过 15 分钟为宜，若罐大吸拔力强时可适当缩短留罐的时间，以免起疱。因为拔火罐的主要原理在于负压而不在于时间，如果在负压很大的情况下拔罐时间过长以致拔出水疱，这样不但会伤害到皮肤，还可能会引起皮肤感染。

同一位置反复拔

一次不成就拔两次，同一个位置反复拔，认为这样才能拔出效果，这也是拔罐认识上的误区。其实这样做，会对皮肤造成损坏，使皮肤红肿、破损等，那就得不偿失了。正确的做法是，可以在多个位置拔，以增加治疗效果。

有事没事经常拔罐

拔罐法虽具有防治疾病功效，但一般建议必要时才应用。如果身体健康、年轻力壮，不主张有事没事都经常拔罐。你的身体功能各方面都正常，也没什么毛病，就不需要经常拔罐。如果用于保健，一般用于劳累后肌肉酸痛，最好一周不要超过 3 次。

🌀 刮痧

◆认清刮痧的适应证和禁忌证

现代刮痧从工具到理论都有了巨大变化，尤其是理论上选经配穴、辨证施术的原则，使其治疗范围大大拓宽。刮痧对于疼痛性疾病、脏腑神经失调的病症具有显著的疗效，但对于危重病人和比较复杂的疾病，则应该采用药物和其他手段来治疗。

刮痧适应证

●保健美容。刮痧可以保健美容。用于预防疾病、病后恢复、强身健体、延缓衰老、瘦身降脂、美容养颜、改善亚健康状态等。

●呼吸系统病症。感冒、发热、咳嗽、支气管炎、哮喘、胸闷、慢性咽炎等。

●消化系统病症。呕吐、消化不良、胃痉挛、腹胀、腹泻、便秘、痢疾、胆结石、慢性胃炎、急性肠炎、胃痛、肝炎等。

●神经系统病症。神经衰弱、眩晕、失眠、抑郁症、三叉神经痛、面神经麻痹、癫痫、疲劳综合征、卒中后遗症等。

●妇科病症。月经不调、崩漏、痛经、闭经、带下病、不孕症、子宫脱垂、慢性盆腔炎、急性乳腺炎、更年期综合征、产后腹痛、产后缺乳等。

●男性病症。膀胱炎、尿道炎、前列腺炎、阳痿、早泄、遗精、尿潴留、不育症等。

●心血管系统病症。高血压、高脂血症、低血压等。

●骨伤科病症。坐骨神经痛、肩周炎、落枕、慢性腰痛、风湿性关节炎、类风湿性关节炎、膝关节骨质增生、股骨头坏死、腰椎间盘突出、腰肌劳损等。

●五官科病症。牙痛、鼻炎、鼻窦炎、咽喉肿痛、视力减退、弱视、急性结膜炎、耳聋、耳鸣等。

●儿科病症。营养不良、食欲缺乏、生长发育迟缓、感冒发热、腹泻、遗尿等。

刮痧禁忌证

●严重心脑血管疾病急性期、肝肾功能不全者禁止刮痧。体内有恶性肿瘤的部位，应避开肿瘤部位在其周边刮拭。

●接触性皮肤病患者忌用刮痧疗法，以免将疾病传染给他人。有出血倾向者，如严重贫血、白血病、再生障碍性贫血和血小板减少患者禁止刮痧。

●女性在怀孕期间禁止刮拭腰骶部及腹部，否则会引起流产。女性经期禁止刮拭腰骶部。女性乳头禁刮。

●韧带、肌腱急性扭伤，及外科手术疤痕处，均应在3个月之后方可进行刮痧疗法。

●凡是体表疖肿、破溃、疮痈、斑疹和不明包块处禁止刮痧，否则会导致创口的感染和扩散。皮肤高度敏感者禁刮。

●眼睛、口唇、舌体、耳孔、鼻孔、肚脐、前后二阴等部位禁止刮痧，否则会引起这些部位黏膜破损。小儿囟门未合时，头颈部禁止刮痧。

◆刮痧时要注意的重要细节

刮痧治病时，皮肤局部汗孔开泄，会出现不同形色的痧，病邪、病气随之外排，同时人体正气也会有少量消耗。所以，刮痧的时候要注意一些小的细节，从细节处保护好身体免受伤害。

避风和注意保暖很重要

刮痧时皮肤汗孔处于开放状态，如遇风寒之邪，邪气会直接进入体内，不但影响刮痧的疗效，还会引发新的疾病。所以刮痧半小时后才能到室外活动。

刮完痧后要喝一杯热水

刮痧过程使汗孔开放，邪气排出，会消耗部分体内津液，刮痧后喝一杯热水，可补充水分，还可促进新陈代谢。

刮痧 3 小时内不要洗澡

刮痧后毛孔都是张开的，所以要等毛孔闭合后再洗澡，以避免风寒之邪侵入体内。

不可一味追求出痧

刮痧时刮至毛孔清晰就能起到排毒的作用。有些部位是不能刮出痧的。此外，室温低也不易出痧。所以，刮拭的时候不要一味追求出痧，以免伤害到皮肤。

每次只治疗一种病症

刮痧的时候要一次只治疗一种病，并且不可刮拭时间太长。不可连续大面积刮拭，以免损伤体内正气。

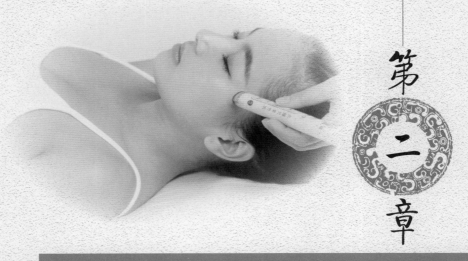

第二章

特效穴——人体自带的"仙方妙药"

　　疼痛、麻木、眩晕……当身体的各种不适时常困扰我们的时候，我们怎么办？

　　看病？有时候这些又不能算是病；去养生馆？平时太忙没时间，价钱太贵不划算；平时锻炼？问题出现时效果不大。那我们该如何面对身体出现的各种不适呢？寻找人体自带的药库——经络穴位，使其可以让您轻轻松松解除烦恼。

百会穴

—— 大脑的总司令

百，形容多；会，指聚会。百会穴名意指手足三阳经及督脉的阳气在此交汇。百会穴位居巅顶部，其深处即为脑之所在。可见，百会穴与脑密切相关，是调节大脑功能的要穴。

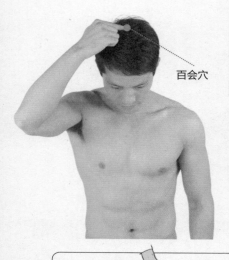

百会穴

● 组合疗法

配人中穴、足三里穴	治低血压
配养老穴、风池穴、足临泣穴	治梅尼埃综合征
配养老穴、风池穴、足临泣穴	治癫痫

● **穴位定位** 位于头部，当前发际正中直上5寸，或两耳尖连线的中点处。

● **功效说明** 开窍醒脑，回阳固脱，宁心安神。

● **主治疾病** 脑卒中、失语、眩晕、头风、头痛、高血压、低血压、失眠、健忘、耳鸣、脱肛、泄泻、脱发、鼻塞、梅尼埃综合征。

按摩　　　艾灸　　　刮痧

● 按摩方法
用拇指指腹按揉百会穴60～100次，长期按摩，可防治脱发、脑卒中失语。

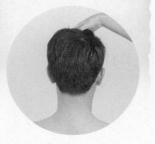

● 艾灸方法
用艾条回旋灸百会穴10～15分钟，一天一次，可治疗头痛、鼻塞、眩晕、梅尼埃综合征。

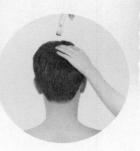

● 刮痧方法
用刮痧板角部刮拭百会穴，力度轻柔，刮拭1～2分钟，隔天一次，可治疗头痛、昏厥、耳鸣、脑卒中。

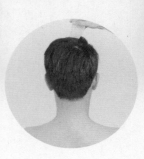

太阳穴

—— 缓解大脑疲劳

长时间过多用脑，会导致脑部的血液和氧气供应不足，使大脑出现疲劳感。刺激太阳穴可以改善大脑气血运行，振奋精神，止痛醒脑，能快速有效地缓解脑部疲劳、头昏脑涨。

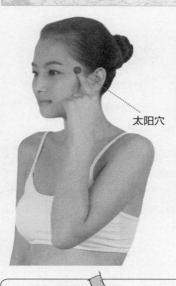

太阳穴

● **组合疗法**

配列缺穴、头维穴 } 治头痛、偏头痛

配当阳穴、耳尖穴 } 治急性结膜炎

配通里穴、风池穴 } 治头晕目眩、眼花

● **穴位定位** 位于颞部，当眉梢与目外眦之间，向后约一横指的凹陷处。

● **功效说明** 清肝明目，通络止痛。

● **主治疾病** 偏头痛、眼睛疲劳、感冒头痛、目赤肿痛、眩晕、神经血管性头痛、牙痛、三叉神经痛、视神经萎缩等病症。

按摩　　艾灸　　刮痧

● **按摩方法**
用拇指指腹顺时针按揉太阳穴30～50次，长期按摩，有改善视力、预防头痛等作用。

● **艾灸方法**
用艾条温和灸太阳穴10分钟，一天一次，可治疗偏头痛、眼睛疲劳、牙痛。

● **刮痧方法**
用角刮法刮拭太阳穴1～2分钟，力度轻柔，一天一次，可治疗头痛、头晕、目眩。

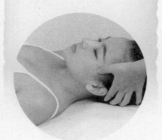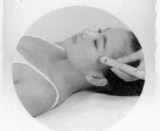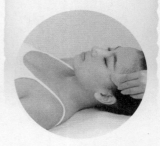

印堂穴

——祛痘美颜抗衰

　　古代额部两眉头之间称为"印堂"，古人常于此处点染红点，显示貌美，穴位于其中，故名。印堂的位置是膀胱经、胃经和任脉汇集之处。刺激印堂穴能疏通面部气血，祛除脸上的痘痘，改善肤质，起到延缓衰老、驻颜回春的作用。

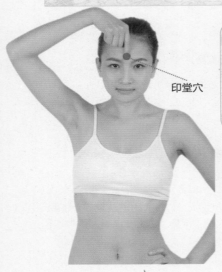

印堂穴

● **组合疗法**

配迎香穴、合谷穴	治鼻渊、鼻塞
配太阳穴、百会穴、太冲穴	治头痛、眩晕
配攒竹穴	治头重如石

● **穴位定位**　位于额部，当两眉头中间。

● **功效说明**　清头明目，通鼻开窍，宁心安神。

● **主治疾病**　鼻塞、流涕、鼻炎等鼻部疾病，失眠、健忘等神志病证，眼部疾病，头痛、眩晕、三叉神经痛等神经方面的疾病。

按摩	艾灸	刮痧

● **按摩方法**

将食指、中指并拢，用两指指腹按揉印堂穴2～3分钟，长期按摩，可治疗头痛、头晕、三叉神经痛。

● **艾灸方法**

用艾条温和灸印堂穴10分钟，一天一次，可治疗失眠、鼻炎、流涕、高血压。

● **刮痧方法**

用刮痧板角部刮拭印堂穴2分钟，由上至下，力度轻柔，隔天一次，可治疗鼻部疾病、眼部疾病。

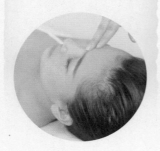

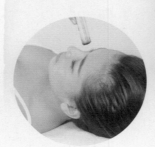

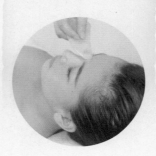

风池穴

—— 提神醒脑护颈

风，脑部风气；池，池子。风池穴位于后颈部，中医讲"头目风池主"，它能够提神醒脑，治疗大部分风病，对眼部疾病、颈椎病和外感风寒、内外风邪引发的头痛均有治疗效果。

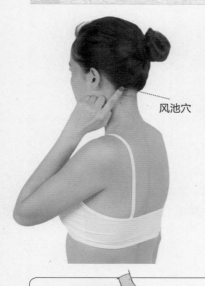

风池穴

● **组合疗法**

配大椎穴、后溪穴 } 治颈项强痛

配睛明穴、太阳穴、太冲穴 } 治目赤肿痛

配阳白穴、颧髎穴、颊车穴 } 治口眼㖞斜

● **穴位定位** 位于项部，在枕骨之下，胸锁乳突肌与斜方肌上端之间的凹陷处。

● **功效说明** 平肝息风，祛风解毒，通利官窍。

● **主治疾病** 脑卒中、眩晕、感冒、鼻塞、头痛、耳鸣、耳聋、颈项强痛、落枕、热证、目赤痛、口眼㖞斜、疟疾。

按摩	艾灸	刮痧

● **按摩方法**
用拇指指腹夹按风池穴3～5分钟，长期按摩，可改善头痛、眩晕。

● **艾灸方法**
用艾条温和灸风池穴5～10分钟，一天一次，可治疗耳聋、脑卒中、口眼㖞斜、疟疾。

● **刮痧方法**
用角刮法刮拭风池穴，以出痧为度，隔天一次，可治疗颈痛、落枕、目赤痛、感冒。

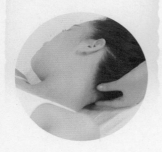

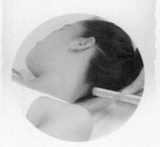

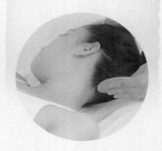

神庭穴
——清头散风益智

脑为元神之府，神庭穴处于府里面最中心的地方。刺激神庭穴有益于提高智力。而善于调控神经系统，防治神智方面的疾病，更是它的独门绝技。

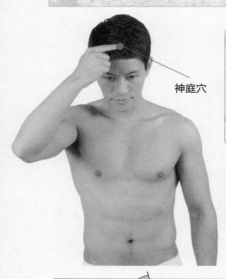

神庭穴

● **组合疗法**

配人中穴	〉治寒热头痛
配上星穴、肝俞穴、肾俞穴、百会穴	〉治雀目、目翳
配太冲穴、太溪穴、阴郄穴、风池穴	〉治头痛、眩晕、失眠

● **穴位定位** 位于头部，当前发际正中直上0.5寸。
● **功效说明** 清头散风，宁神醒脑。
● **主治疾病** 失眠、惊悸、癫痫、角弓反张等神志病证，头痛、目眩、鼻渊、鼻出血等。

按摩	艾灸	刮痧

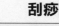

● **按摩方法**
用食指、中指先顺时针按揉，再逆时针按揉神庭穴100次，长期按摩，可防治记忆力减退、鼻炎、结膜炎。

● **艾灸方法**
用艾条温和灸神庭穴5~10分钟，一天一次可治疗失眠、头痛、心悸。

● **刮痧方法**
用角刮法刮拭神庭穴2~3分钟，可不出痧，隔天一次，可治疗癫痫、角弓反张、呕吐。

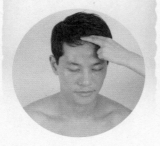
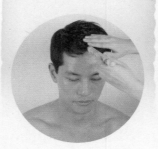
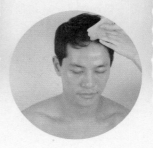

颧髎穴
—— 消除面部疾患

颧髎穴是手太阳小肠经和手少阳三焦经的交会穴，能够调和气血、增强面部肌肉力量，改善面部肌肤松弛度，消除皱纹，保持肌肤光洁、柔润、有活力，对多种因素引起的面部疼痛、面部肿痛、面部过敏，均有良好的治疗效果。

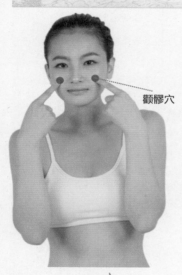

颧髎穴

● **组合疗法**

配地仓穴、颊车穴 ｝治口喝

配合谷穴 ｝治齿痛

配肝俞穴、太冲穴 ｝主治面肌痉挛、眼睑眴动

● **穴位定位**　位于面部，当目外眦直下，颧骨下缘凹陷处。
● **功效说明**　祛风镇痉，清热消肿。
● **主治疾病**　面神经麻痹、面肌痉挛、面肿、三叉神经痛、鼻炎、鼻窦炎、上颌牙痛、口喝、眼部疾病。

按摩	艾灸	刮痧

● **按摩方法**
用拇指指腹按揉颧髎穴100～200次，每天坚持，能够治疗面肿。

● **艾灸方法**
用艾条雀啄灸颧髎穴5～20分钟，一天一次，可改善面肌痉挛。

● **刮痧方法**
用角刮法刮拭颧髎穴，施以旋转回环的连续动作，每次3分钟，隔天一次，可改善口喝。

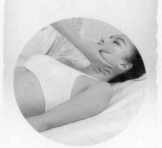
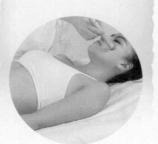
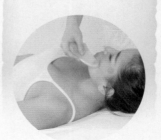

下关穴
—— 治疗面疾耳病

下关穴隶属于足阳明胃经，为足阳明、少阳之会，对面部疾患有很好的疗效。经常刺激该穴还可促进面部血液循环，加快新陈代谢。

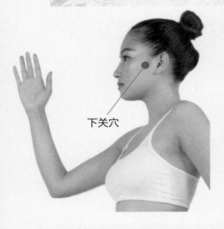

下关穴

● **组合疗法**

配听宫穴、翳风穴 } 治颞颌关节炎

配颊车穴、合谷穴、外关穴 } 主治牙关紧闭

● **穴位定位** 位于面部耳前方，当颧弓与下颌切迹所形成的凹陷中。（闭口有孔，张口即闭，宜闭口取穴）

● **功效说明** 疏风清热，通关利窍。

● **主治疾病** 面痛、三叉神经痛、颞颌关节炎、口眼㖞斜、耳聋、耳鸣。

● **推拿方法** 用食指、中指指腹按揉下关穴3～5分钟，每天按摩，治疗颞颌关节炎、口眼㖞斜。

睛明穴
—— 治眼疾特效穴

睛，眼睛；明，光明。穴在目内眦，有明目之功，故名。刺激该穴能改善眼部血液循环，改善眼睛干涩、视力模糊等眼睛疲劳不适症状。

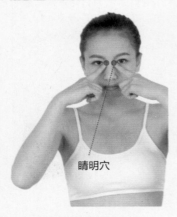

睛明穴

● **组合疗法**

配合谷穴、风池穴 } 治结膜炎、目痒

配肝俞穴、光明穴 } 治夜盲、色盲、近视、散光

● **穴位定位** 位于面部，目内眦角稍上方凹陷处。

● **功效说明** 泻热明目，祛风通络。

● **主治疾病** 眼睛疲劳、近视眼、视神经炎、视神经萎缩、青光眼、夜盲、三叉神经痛

● **推拿方法** 用拇指按揉睛明穴100～200次，每天坚持，能够防治眼部疾患。

四神聪穴
—— 增强记忆力穴

　　脑为元神之府，穴在头顶百会穴四周，故名。刺激该穴可促进头部血液循环，起到醒神益智、助眠安神、增强记忆力的作用。

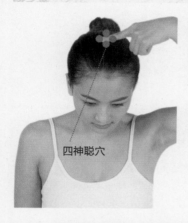

四神聪穴

● **组合疗法**

配神门穴、三阴交穴 } 治鼻炎

配太冲穴、风池穴 } 治头痛、头晕

● **穴位定位**　位于头顶部，当百会前后左右各1寸，共四穴。
● **功效说明**　醒脑开窍，镇静安神。
● **主治疾病**　健忘、失眠、神经性头痛、偏头痛、高血压。
● **推拿方法**　用食指指尖点按四神聪穴各100～200次，可治疗头痛、失眠、健忘。

人中穴
—— 小人中救命穴

　　位于鼻下凹陷处，穴似人形，穴居其中，故称"人中穴"；因其形似水沟，穴在其中，故又名水沟穴。

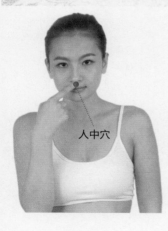

人中穴

● **组合疗法**

配百会穴、十宣穴、涌泉穴 } 治鼻炎

配委中穴 } 治闪挫腰痛

● **穴位定位**　位于面部，当人中沟的上1/3与中1/3交点处。
● **功效说明**　清热开窍，回阳救逆。
● **主治疾病**　中暑、癫痫、晕厥、高血压、牙痛、面肿、惊厥、闪挫腰痛。
● **推拿方法**　用食指按揉人中穴30～50次，可治疗癫痫、昏迷、惊厥、面肿、腰背强痛。

四白穴

—— 明目护眼养颜

四白，即四方明亮之意。刺激四白穴对眼部能起到很好的保健作用，还能促进脸部血液循环，使皮肤变得自然红润光泽。

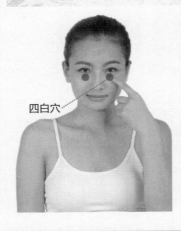

四白穴

● **组合疗法**

配丰隆穴、太白穴、太冲穴 } 主治目翳、青光眼

配颊车穴、攒竹穴、太阳穴 } 主治口眼㖞斜

● **穴位定位** 位于面部，瞳孔直下，当眶下缘凹陷处。
● **功效说明** 祛风明目，通经活络。
● **主治疾病** 面神经麻痹、面部痉挛、角膜炎、近视、青光眼、眩晕、三叉神经痛。
● **推拿方法** 用食指指腹按揉四白穴60～100次，每天坚持按摩，能改善视力，防治眼部疾患。

地仓穴

—— 治面瘫有特效

地仓穴是足阳明胃经和跷脉的交会穴。常按地仓穴，能够刺激面部神经，改善因受风引起的面瘫、面肌痉挛等病症。

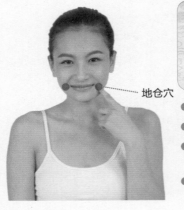

地仓穴

● **组合疗法**

配颊车穴、巨髎穴、合谷穴 } 主治唇缓不收、齿痛

配颊车穴、承浆穴、合谷穴 } 主治口噤不开

● **穴位定位** 位于面部，口角外侧，上直瞳孔。
● **功效说明** 舒筋活络，祛风止痛。
● **主治疾病** 口眼㖞斜、面神经麻痹、面肌痉挛、三叉神经痛、齿痛、口角炎、唇缓不收、小儿流涎。
● **推拿方法** 用拇指指腹按揉地仓穴100～200次，每天坚持可治疗口角㖞斜、流涎。

瞳子髎穴
—— 明目退翳祛皱

穴当瞳子外方，瞳子属肾，肾主骨，故名。刺激该穴可以促进眼部血液循环，治疗常见的眼部疾病，并可以祛除眼角皱纹。

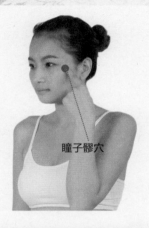

瞳子髎穴

● **组合疗法**

| 配合谷穴、临泣穴、睛明穴 | 治目生内障 |
| 配少泽穴 | 治乳肿 |

● **穴位定位** 位于面部，目外眦旁，当眶外侧缘处。
● **功效说明** 平肝息风，明目退翳。
● **主治疾病** 角膜炎、视网膜炎、近视眼、夜盲症、面神经麻痹、三叉神经痛。
● **推拿方法** 用食指指腹按揉瞳子髎穴3～5分钟，长期按摩，可改善目痛、祛除眼角皱纹等。

迎香穴
—— 鼻健康嗅觉好

迎，迎受；香，指脾胃五谷之气。本穴接受胃经供给的气血，故名。刺激该穴对常见的鼻腔疾病有很好的疗效，还能养护消化系统。

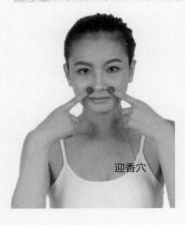

迎香穴

● **组合疗法**

| 配印堂穴、合谷穴 | 治急慢性鼻炎 |
| 配四白穴、地仓穴、阳白穴 | 治面神经瘫痪、面肌痉挛 |

● **穴位定位** 位于鼻翼外缘中点旁，当鼻唇沟中间。
● **功效说明** 散风清热，宣通鼻窍。
● **主治疾病** 鼻塞不通、鼻出血、鼻渊、嗅觉减退、鼻炎、胆道蛔虫症、面痒、面痛、便秘。
● **推拿方法** 用拇指按揉迎香穴100～200次，每天坚持，可防治鼻部疾患。

膻中穴

——治心痛特效穴

膻同"坛"，胸同坛，穴在其中，故名膻中。膻中穴在胸中，属心包之募穴，八会穴之气会。适当刺激膻中穴可起到活血通络、宽胸理气、止咳平喘的作用，不仅能够丰胸、除烦，对心脏也有很好的保健作用。

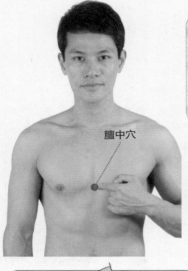

膻中穴

● **组合疗法**

配天突穴 } 治哮喘

配肺俞穴、丰隆穴、内关穴 } 治咳嗽痰喘

配厥阴俞穴、内关穴 } 治心悸、心烦、心痛

● **穴位定位** 位于胸部，当前正中线上，平第四肋间，两乳头连线的中点。

● **功效说明** 宽胸理气，生津增液。

● **主治疾病** 产后乳少、乳痛、乳癖、乳腺炎、咳嗽、气喘、胸闷、胸痛、心痛、心悸、呼吸困难、噎膈、呃逆。

| 按摩 | 艾灸 | 刮痧 |

● **按摩方法**
用手掌大鱼际穴擦按膻中穴5～10分钟，长期按摩，可改善呼吸困难、心悸。

● **艾灸方法**
用艾条温和灸膻中穴5～10分钟，一天一次，可治疗心悸、心绞痛、乳腺炎。

● **刮痧方法**
用角刮法刮拭膻中穴，稍出痧即可，隔天一次，可治疗胸痛、腹痛、呼吸困难、咳嗽。

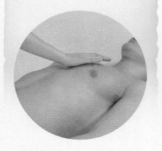

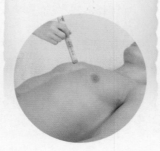

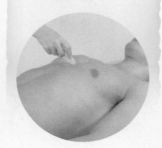

中脘穴

——脾胃病万能药

脘同"管"，原指胃内腔；中指胃的中部，穴在脐上4寸，故名中脘穴。中脘穴是手太阳与少阳、足阳明之会，为胃之募穴，八会穴之腑会。中脘穴能健脾和胃、通腑降气。对胃脘胀痛、食欲缺乏等小儿脾胃病有很好的疗效。

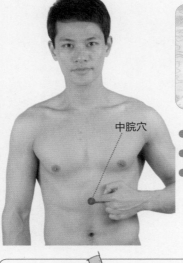

中脘穴

● **组合疗法**

配百会穴、足三里穴、神门穴	治失眠、烦躁
配梁丘穴、下巨虚穴	治急性胃肠炎
配膻中穴、天突穴、丰隆穴	治哮喘

● **穴位定位** 位于上腹部，前正中线上，当脐中上4寸。

● **功效说明** 调理中焦，行气活血，清热化滞。

● **主治疾病** 胃痛、胃溃疡、肠鸣、便秘、便血、食谷不化、腹胀、腹痛、呃逆、呕吐、疳积、黄疸、头痛、失眠、脏燥、惊厥、子宫。

按摩   艾灸   刮痧

● **按摩方法**
用食指、中指指尖推揉中脘穴3～5分钟，长期按摩，可改善便秘、黄疸、头痛。

● **艾灸方法**
用艾条温和灸中脘穴5～10分钟，一天一次，可治疗头痛、失眠、惊厥。

● **刮痧方法**
用角刮法刮拭中脘穴，以出痧为度，隔天一次，可治疗腹胀、呕吐、疳积。

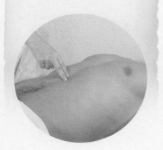
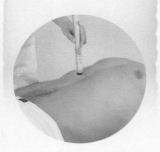
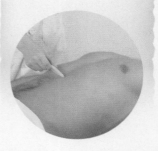

下脘穴

——化食导滞胃好

脘同"管",原指胃的内腔,穴在胃的下部,故得名下脘。下脘穴为任脉上的腧穴,是足太阴脾经、任脉之会穴。吃得过多过饱容易造成积食,出现恶心、呕吐、腹痛等症状。按揉下脘穴能化食导滞,还你一个好胃口。

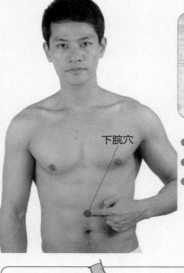

下脘穴

● **组合疗法**

配陷谷穴 } 主治完谷不化

配中脘穴 } 主治腹坚硬胀、痞块

配足三里穴 } 主治食饮不化、入腹还出

● **穴位定位** 位于上腹部,前正中线上,当脐中上2寸。

● **功效说明** 和中理气,消积化滞。

● **主治疾病** 胃痛、呕吐、呃逆、腹胀、饮食不化、胃溃疡等病症。

按摩	艾灸	刮痧

● **按摩方法**
用食指、中指指尖分别顺时针、逆时针按揉下脘穴3~5分钟,长期按摩,可改善饮食不化、胃溃疡。

● **艾灸方法**
用艾条温和灸下脘穴5~10分钟,一天一次,可治疗呃逆、腹胀。

● **刮痧方法**
用角刮法刮拭下脘穴2分钟,以出痧为度,隔天一次,可治疗胃痛、呕吐。

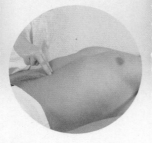

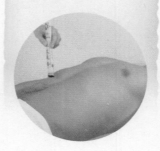

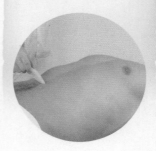

气海穴

——补元气首选穴

气，气态物质；海，指大的意思。穴居脐下，是处为先天元气之海，故名气海穴。气海穴是防病强身要穴之一，有培补元气、固益肾精的作用，常用于增强男性性功能、增强人体的免疫力、延年益寿，以及预防休克。

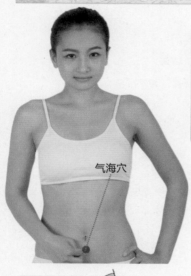

气海穴

● **组合疗法**

配三阴交穴	} 主治遗精、经少
配关元穴、阴陵泉穴、大敦穴、行间穴	} 主治小便淋沥不尽、腹胀痛
配大敦穴、阴谷穴、太冲穴、三阴交穴、中极穴	} 主治痛经、血崩、血淋

● **穴位定位** 位于下腹部，前正中线上，当脐中下1.5寸。

● **功效说明** 益气助阳，调经固元。

● **主治疾病** 阳痿、遗精、滑精、脏器虚惫、真气不足、肌体羸瘦、四肢力弱、失眠、神经衰弱、腹胀、小便不利、痛经、卒中。

按摩	艾灸	刮痧

● **按摩方法**
用手掌根部推揉气海穴100～200次，每天坚持，可治疗腹胀、真气不足。

● **艾灸方法**
用艾条温和灸气海穴5～20分钟，一天一次，可治疗小便不利、痛经。

● **刮痧方法**
用面刮法从上而下刮拭气海穴30次，可不出痧，隔天一次，可治疗卒中、阳痿。

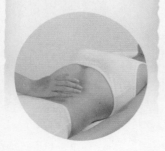

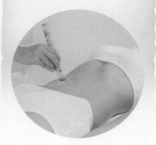

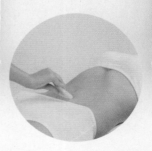

关元穴

—— 补肾阳特效穴

关，关卡，关键；元，元首。穴居丹田，元气所藏之处，故名。关元穴为"男子藏精、女子蓄血之处"。关元穴自古就是养生要穴，它具有补肾壮阳、理气和血等作用，用于治疗元气虚损病症、妇科病症和下焦病症等效果显著。

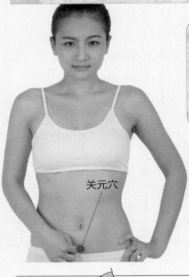

关元穴

● **组合疗法**

配涌泉穴 } 主治滑精、腰痛

配阴陵泉穴 } 主治气癃溺黄、黄带阴痒

配太溪穴 } 主治久泻不止、久痢赤白、下腹痛

● **穴位定位** 位于下腹部，前正中线上，当脐中下 3 寸。

● **功效说明** 培补元气，导赤通淋。

● **主治疾病** 早泄、遗精、阳痿、痛经、失眠、尿频、中风脱证、虚痨冷惫、赢瘦无力、眩晕、痢疾、脱肛、荨麻疹。

按摩	艾灸	刮痧

● **按摩方法**

用手掌根部推揉关元穴 2 ～ 3 分钟，长期按摩，可改善痛经、失眠。

● **艾灸方法**

用艾条温和灸关元穴 5 ～ 10 分钟，一天一次，可治疗荨麻疹、失眠。

● **刮痧方法**

用气罐吸拔关元穴，留罐 10 ～ 15 分钟，隔天一次，可治疗失眠、痢疾、脱肛。

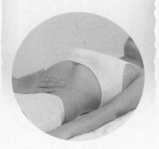

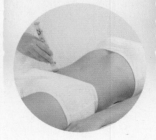

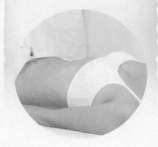

中极穴

—— 治泌尿生殖病

中，中央；极，极端。中极穴是膀胱募穴。刺激该穴可治疗尿潴留、遗尿等膀胱疾病。中极穴对男科和妇科疾病也有较好的疗效。

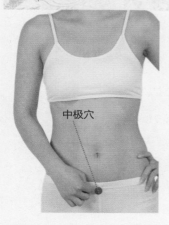

中极穴

● **组合疗法**

配水分穴、三焦俞穴、三阴交穴 } 防治水肿

配肾俞穴、阴交穴、三阴交穴、次髎穴 } 防治阳痿、早泄、月经不调、痛经

● **穴位定位** 位于下腹部，前正中线上，当脐中下4寸。

● **功效说明** 补肾培元，清热利湿。

● **主治疾病** 精力不济、阳痿、早泄、月经不调。

● **推拿方法** 用拇指指尖按揉中极穴3～5分钟，长期坚持，可改善精力不济、月经不调等。

曲骨穴

—— 生殖保健要穴

久坐少动，加之缺乏锻炼，会使会阴部受压过久，血流不畅。曲骨穴靠近会阴部位，可以辅助治疗生殖、泌尿系统疾病。

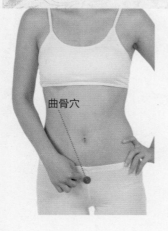

曲骨穴

● **组合疗法**

配肾俞穴、志室穴、大赫穴、关元穴 } 主治阳痿、遗精

配鱼际穴 } 主治阴汗如水流

● **穴位定位** 位于下腹部，当前正中线上，耻骨联合上缘的中点处。

● **功效说明** 通利小便，调经止痛。

● **主治疾病** 赤白带下、小便淋沥、遗尿、遗精、阳痿、月经不调、痛经。

● **推拿方法** 用手掌根部按揉曲骨穴2～3分钟，长期按摩，可改善月经不调、痛经等。

第二章 特效穴——人体自带的"仙方妙药" ●

归来穴

——呵护两性健康

归，还；来，返，有恢复和复原之意，穴主男子睾丸上缩，女子子宫脱重诸症，故名。归来穴有补益肾精、行气疏肝、调经止带的作用，能有效治疗男科、妇科各种疾病。

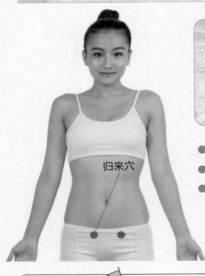

归来穴

● **组合疗法**

配大敦穴	} 治疝气
配三阴交穴、中极穴	} 治月经不调
配太冲穴	} 治疝气偏坠

● **穴位定位**　位于下腹部，当脐中下4寸，距前正中线2寸。

● **功效说明**　益气固脱，温经祛寒。

● **主治疾病**　月经不调、痛经、盆腔炎、白带、闭经、卵巢炎、子宫内膜炎、睾丸炎、小儿腹股沟疝、阴茎痛、男女生殖器疾病。

按摩	艾灸 	刮痧

● **按摩方法**
用拇指指腹按揉归来穴3～5分钟，长期按摩，可改善疝气、月经不调。

● **艾灸方法**
用艾条雀啄灸归来穴5～10分钟，一天一次，可治疗腹痛、带下病。

● **刮痧方法**
用面刮法由内向外刮拭归来穴30次，隔天一次，可缓解痛经、阴茎痛。

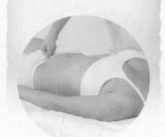

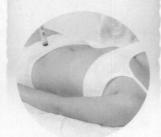

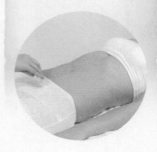

章门穴

——健脾肝助饮食

　　章，大的木材；门，出入的门户。章门穴是脾的募穴，为足厥阴、少阳之会，属于脏会穴。脾脏素有"人体血库"之称。五脏之气禀于脾，脾气在章门穴聚集、会合，因此凡和五脏相关的疾病都可以通过刺激章门穴得到治疗或者缓解。

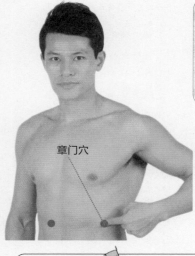

章门穴

● **组合疗法**

配足三里穴、梁门穴 ｝治腹胀

配内关穴、阳陵泉穴 ｝治胸胁胀痛

配足三里穴、太白穴 ｝治呕吐

● **穴位定位**　位于人体侧腹部，当第十一肋游离端的下方。

● **功效说明**　疏肝健脾，清利湿热，理气散结。

● **主治疾病**　消化不良、腹痛、腹胀、肠炎泄泻、肝炎、黄疸、肝脾肿大、小儿疳积、五脏气郁诸证。

按摩　　　　艾灸　　　　刮痧

● **按摩方法**
用拇指指腹按揉章门穴100～200次，每天坚持，能够治疗腹痛、腹胀、胸胁胀痛。

● **艾灸方法**
用艾条温和灸章门穴5～20分钟，一天一次，可改善胸胁胀痛、泄泻。

● **刮痧方法**
用面刮法从上而下刮拭章门穴，力度微重，以出痧为度，隔天一次，可缓解腹胀、腹泻。

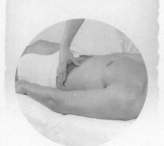

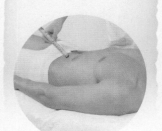

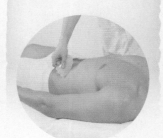

期门穴

——养肝排毒能手

期,期望、约会之意;门,出入的门户。十二经气血始于肺经的中府穴,终于期门穴,周而复始,故名。期门穴为肝之募穴。足太阴、厥阴、阴维之会,刺激该穴可增强肝脏的排毒功能,防治因肝脏气血不足引起的毒素堆积。

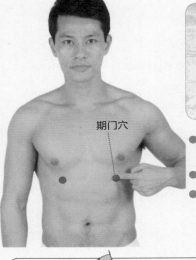

期门穴

● **组合疗法**

配肝俞穴、膈俞穴 } 治胸胁胀痛

配肝俞穴、公孙穴、中脘穴、太冲穴、内关穴 } 治肝胆疾患、胆囊炎、胆结石

配阳陵泉穴、中封穴 } 治黄疸

● **穴位定位** 位于胸部,当乳头直下,第六肋间隙,前正中线旁开4寸。

● **功效说明** 疏肝健脾,理气活血。

● **主治疾病** 胃肠神经官能症、肠炎、胃炎、胸胁胀满疼痛、呕吐、腹胀、泄泻、饥不欲食、胸中热、吞酸、肝炎、肝肿大等病症。

按摩

艾灸

刮痧

● **按摩方法**
用拇指指腹按揉期门穴100～200次,每天坚持,能够治疗胸胁痛、吞酸。

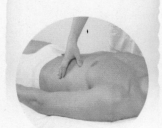

● **艾灸方法**
用艾条温和灸期门穴5～20分钟,一天一次,可改善呕吐、胸胁痛。

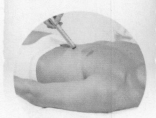

● **刮痧方法**
用面刮法从内往外刮拭期门穴,每次3分钟,一天一次,可以缓解胸胁胀满、呕吐。

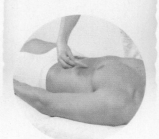

带脉穴

—— 专解女性忧愁

　　穴起于季胁，绕身一周，属胆经，故名带脉。医圣张仲景认为带脉是治疗妇科病的"万能穴"。现代医学理论也证明，和带脉息息相关的各种妇科疾病，都可以通过养护带脉起到辅助治疗的作用。

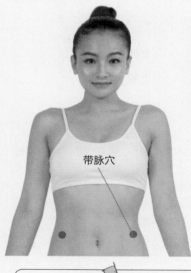

带脉穴

● **组合疗法**

配白环俞穴、阴陵泉穴 } 主治带下病

配中极穴、地机穴、三阴交穴 } 主治痛经、闭经

配血海穴、膈俞穴 } 主治月经不调

● **穴位定位**　位于侧腹部，章门下1.8寸，当第十一肋骨游离端下方垂线与脐水平线的交点上。

● **功效说明**　温补肝肾，通调气血。

● **主治疾病**　月经不调、闭经、赤白带下、子宫内膜炎、附件炎、盆腔炎、腰脊疼痛、胁痛、疝气。

按摩	艾灸	刮痧

● **按摩方法**
用食指、中指指尖点按带脉穴3～5分钟，长期按摩，可改善月经不调、经闭。

● **艾灸方法**
用艾条温和灸带脉穴5～10分钟，一天一次，可治疗带下、疝气。

● **刮痧方法**
用面刮法刮拭带脉穴30次，以皮肤发红为宜，隔天一次，可治疗疝气、小腹疼痛、子宫内膜炎、盆腔炎。

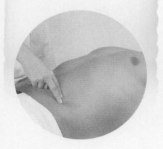

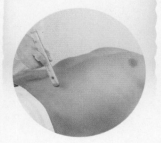

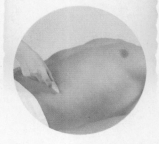

日月穴

——疏肝胆养肠胃

日，太阳，属阳；月，月亮，属阴。该穴为天部之气的阴阳寒热分界之处，故名。日月穴为胆之募穴，又为足太阴、足少阳之会。刺激日月穴有疏肝健脾、利胆和胃、降逆止呕的作用，是胆腑和肠胃保健的重要穴位。

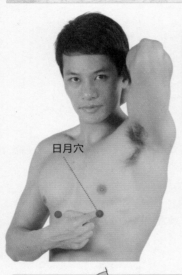

日月穴

● **组合疗法**

配丘墟穴、阳陵泉穴、支沟穴 } 治胁肋疼痛

配内关穴、中脘穴 } 治呕吐

配大椎穴、至阳穴、肝俞穴、阴陵泉穴 } 治黄疸

● **穴位定位** 位于上腹部，当乳头直下，第七肋间隙，前正中线旁开4寸。

● **功效说明** 利胆疏肝，降逆和胃。

● **主治疾病** 黄疸、膈肌痉挛、胃及十二指肠溃疡、急慢性肝炎、胆囊炎、肋间神经痛、呕吐。

按摩	艾灸	刮痧

● **按摩方法**
用手掌大鱼际按擦日月穴3～5分钟，长期按摩，可改善胸胁痛、胃痛。

● **艾灸方法**
用艾条温和灸日月穴5～10分钟，一天一次可治疗黄疸、胸胁痛。

● **刮痧方法**
用角刮法刮拭日月穴，以出痧为度，隔天一次，可治疗呕吐、肝炎、胆囊炎。

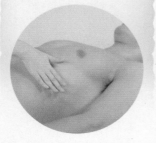

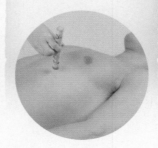

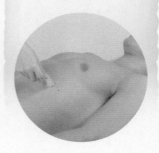

肩井穴

——缓解肩痛不适

肩，肩部；井，孔隙。穴在肩上陷中，故名。长时间工作，加上缺乏运动，肩膀会酸胀疼痛，甚至手臂都不能弯曲。肩井穴是手足少阳、阳维的交会穴，刺激该穴能改善肩部血液循环，使僵硬的肩膀逐渐得到放松，疼痛之感一扫而光。

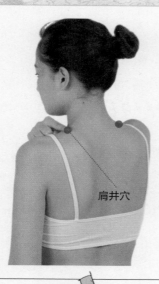

肩井穴

● **组合疗法**

配肩髃穴、天宗穴 } 主治肩背痹痛

配乳根穴、少泽穴 } 主治乳汁不足、乳痈

配合谷穴、三阴交穴 } 主治难产

● **穴位定位** 位于肩上，前直乳中，当大椎与肩峰端连线的中点上。

● **功效说明** 祛风清热，活络消肿。

● **主治疾病** 肩部酸痛、肩周炎、头重脚轻、落枕、眼睛疲劳、耳鸣、高血压、脑卒中、落枕等病症。

按摩	艾灸	刮痧

● **按摩方法**

用拇指指腹按揉肩井穴3～5分钟，长期按摩，可改善肩部酸痛、肩周炎等症状。

● **艾灸方法**

用艾条温和灸肩井穴5～10分钟，一天一次，可治疗高血压、落枕。

● **刮痧方法**

用面刮法刮拭肩井穴，以出痧为度，隔天一次，可治疗头重脚轻、眼睛疲劳、耳鸣。

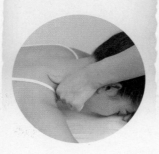

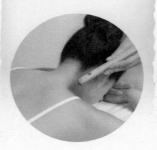

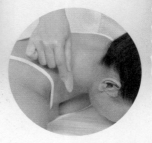

肺俞穴

—— 补虚损祛肺热

肺，肺脏；俞，输出。该穴为肺脏经气转输之处，故此得名。肺俞穴为肺之背俞穴，具有宣肺、平喘、理气的作用，可防治肺功能失调所引起的病症，是肺的保健穴。

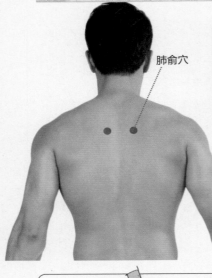

肺俞穴

● **组合疗法**

配中府穴	} 治咳嗽
配膏肓穴、三阴交穴	} 治骨蒸、潮热、盗汗
配曲池穴、血海穴	} 治皮肤瘙痒、荨麻疹

● **穴位定位** 位于背部，当第三胸椎棘突下，旁开1.5寸。

● **功效说明** 调补肺气，补虚清热。

● **主治疾病** 咳嗽、气喘、咯血、吐血、发热、伤风、鼻塞、胸满、背痛和骨蒸潮热、盗汗等阴虚病证。

按摩	艾灸	刮痧

● **按摩方法**
用拇指指腹按揉肺俞穴100～200次，每天坚持，能够治疗肺部疾患。

● **艾灸方法**
用艾条温和灸肺俞穴5～20分钟，一天一次，可改善胸闷、咳嗽、气喘。

● **刮痧方法**
用面刮法从上而下刮拭肺俞穴，力度微重，以出痧为度，隔天一次，可治疗发热、伤风。

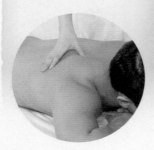
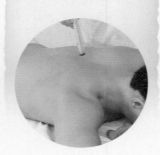
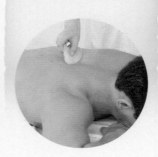

心俞穴

—— 养心神睡得好

心俞穴是人体十二背俞穴之一，与心脏联系密切。心脏功能的强弱和血液循环的盛衰，直接影响全身的营养状况。而保养心脏则以养心安神、益气养血为主。适当刺激心俞穴能有效调节心脏功能，补充心神气血，达到养护心脏的目的。

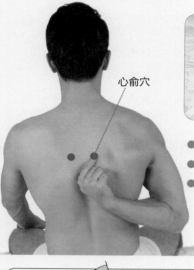

心俞穴

● **组合疗法**

配巨阙穴、内关穴 } 治心痛、惊悸

配内关穴、神门穴 } 治失眠、健忘

配太渊穴、列缺穴 } 治咳嗽、咯血

● **穴位定位** 位于背部，当第五胸椎棘突下，旁开1.5寸。

● **功效说明** 宁心安神，调和营卫。

● **主治疾病** 冠心病、心绞痛、风湿性心脏病、心痛、心悸、惊悸、咳嗽、吐血、失眠、健忘、神经官能症等症状。

按摩	艾灸	刮痧

● **按摩方法**
用拇指指腹按揉心俞穴100～200次，每天坚持，能够治疗心痛、心悸。

● **艾灸方法**
用艾条温和灸心俞穴5～20分钟，一天一次，可改善心痛、咳嗽、咯血。

● **刮痧方法**
用角刮法从上而下刮拭心俞穴，力度微重，以出痧为度，隔天一次，可治疗失眠、心悸。

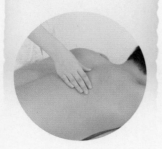

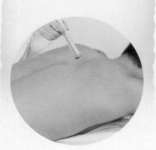

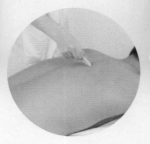

肝俞穴

—— 疏肝胆效果好

　　肝，肝脏；俞，输送。肝俞穴为肝的背俞穴。肾藏精、肝藏血，精血是生命的根本，肝俞穴历来被视为肝脏的保健要穴。经常刺激肝俞穴可起到调肝护肝的作用。肝胆相照，肝功能正常运行，血气充足，胆自然就健康。

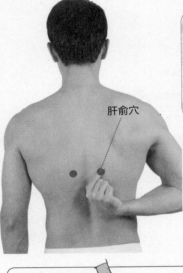

肝俞穴

● **组合疗法**

配期门穴	} 治肝炎、胆囊炎
配百会穴、太冲穴	} 治头痛、眩晕
配肾俞穴、太溪穴	} 治健忘、失眠

● **穴位定位** 位于背部，当第九胸椎棘突下，旁开1.5寸。

● **功效说明** 疏肝利胆，理气明目。

● **主治疾病** 急慢性肝炎、胆囊炎、慢性胃炎、眼睑下垂、结膜炎、青光眼、胆石症、咳嗽、口苦、疝气、腹痛、胁痛。

按摩 　　**艾灸**　　**刮痧**

● **按摩方法**

用拇指指腹按揉肝俞穴100～200次，每天坚持，能够治疗咳嗽、口苦。

● **艾灸方法**

用艾条温和灸肝俞穴5～20分钟，一天一次，可改善疝气、腹痛。

● **刮痧方法**

用面刮法从上而下刮拭肝俞穴，力度微重，以出痧为度，隔天一次，可治疗胁痛、目赤。

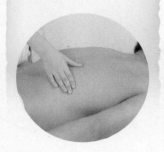
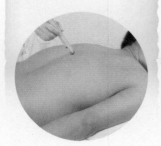
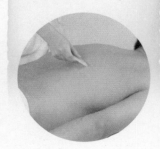

胆俞穴

——治胆病威力强

胆之背俞穴，内应胆，是胆经经气转输之处，具有疏肝解郁、理气止痛的作用，是治疗胆囊炎、胆结石的重要腧穴。刺激胆俞穴对胆腑有很好的保养作用。此外，胆俞穴对肺结核、潮热等也能起到预防和治疗的作用。

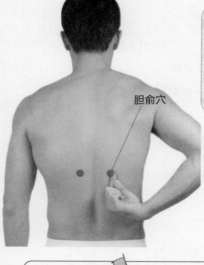

胆俞穴

● **组合疗法**

配阳陵泉穴、太冲穴	}治呕吐、胃炎
配日月穴	}治黄疸、胆囊炎
配膏肓穴、三阴交穴	}治咽痛、肺痨、潮热

● **穴位定位** 位于背部，当第十胸椎棘突下，旁开1.5寸。

● **功效说明** 清肝利胆，理气清热。

● **主治疾病** 胆囊炎、肝炎、胆石症、胃炎、溃疡病、呕吐、坐骨神经痛、风湿性关节炎、胸闷、口苦、胁痛、目赤。

按摩	艾灸	刮痧

● **按摩方法**
用拇指指腹按揉胆俞穴100～200次，每天坚持，能够治疗胸闷、口苦。

● **艾灸方法**
用艾条温和灸胆俞穴5～20分钟，一天一次，可改善呕吐、胁痛。

● **刮痧方法**
用面刮法从上而下刮拭胆俞穴，力度微重，以出痧为度，隔天一次，可治疗胁痛、目赤。

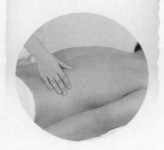
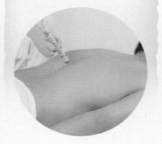
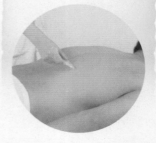

脾俞穴

——健脾胃消化好

　　脾，脾脏；俞，通"输"，输送意。穴内应脾脏，为脾经经气转输之处，故名。脾俞穴是脾脏的背俞穴，刺激该穴可增强脾脏的运化功能，促进消化吸收，减少血液中的血糖，主治脾的病症，尤其是因消化功能减弱而致的身体衰弱。

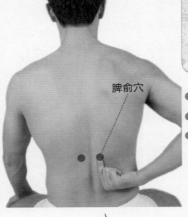

脾俞穴

● **组合疗法**

配章门穴 〉治胃痛、腹胀

配膈俞穴、大椎穴 〉治吐血、便血

配足三里穴、三阴交穴 〉治黄疸、肝炎

● **穴位定位** 位于背部，当第十一胸椎棘突下，旁开1.5寸。

● **功效说明** 健脾和胃，利湿升清。

● **主治疾病** 消化不良、腹痛、腹胀、黄疸、呕吐、泄泻、痢疾、便血、嗜睡、乏力、胃寒证、中气不足证等。

按摩	艾灸	刮痧

● **按摩方法**

用拇指指腹按揉脾俞穴100～200次，每天坚持，能够治疗腹胀、腹痛、呕吐、泄泻。

● **艾灸方法**

用艾条温和灸脾俞穴5～20分钟，一天一次，可治疗胃寒、中气不足、寒湿泄泻。

● **刮痧方法**

用面刮法从中间向外侧刮拭脾俞穴3～5分钟，隔天一次，可治疗嗜睡、乏力、便血。

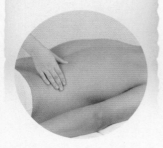
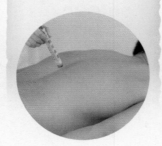
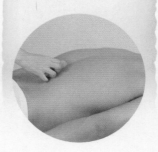

胃俞穴

——治胃病特效穴

腰背部特效穴

胃，胃腑；俞，通"输"，输送。胃俞穴内应胃腑，是胃腑的背俞穴，它是胃气的保健穴，可增强人体后天之本。胃是人体重要的消化器官，饮食五谷无不入于胃，承担着很大的工作量。刺激胃俞穴可增强胃的功能，对肠胃疾患有特效。

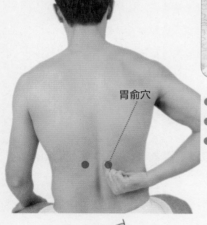

胃俞穴

● 组合疗法

配中脘穴	} 治胃痛、呕吐
配内关穴、梁丘穴	} 治胃痉挛、胰腺炎
配中脘穴、梁丘穴	} 治胃痛

● **穴位定位**　位于背部，当第十二胸椎棘突下，旁开1.5寸。

● **功效说明**　和胃健脾，理中降逆。

● **主治疾病**　胃炎、胃溃疡、胃扩张、胃下垂、胃痉挛、肝炎、腮腺炎、肠炎、痢疾、糖尿病、失眠。

按摩	艾灸	刮痧

● **按摩方法**
用拇指指腹按揉胃俞穴100～200次，每天坚持，能够治疗各种脾胃病。

● **艾灸方法**
用艾条温和灸胃俞穴5～20分钟，一天一次，可改善胃寒证。

● **刮痧方法**
用角刮法从上而下刮拭胃俞穴，力度微重，以出痧为度，隔天一次，可治疗胃炎、胃脘痛。

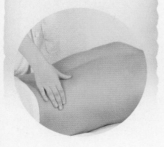

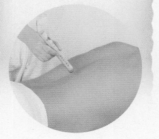

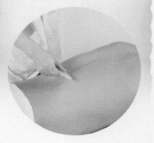

肾俞穴

—— 养肾经经验穴

肾，肾脏；俞，通"输"，输送。穴内应肾脏，为肾经经气转输之处，故名。肾俞穴是肾的背俞穴，具有培补肾元的作用。肾藏精，精血是生命的根本，刺激肾俞穴，能促进肾脏的血流量，改善肾脏的血液循环，达到强肾护肾的目的。

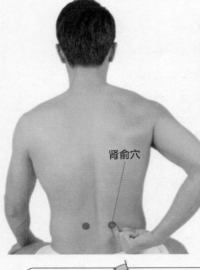

肾俞穴

● **组合疗法**

配殷门穴、委中穴 } 治腰膝酸痛

配京门穴 } 治遗精、阳痿、月经不调

配关元穴、三阴交穴 } 治肾炎、小便不利、水肿

● **穴位定位** 位于腰部，当第二腰椎棘突下，旁开1.5寸。

● **功效说明** 益肾助阳，强腰利水。

● **主治疾病** 肾脏病、腰痛、高血压、水肿、小便不利、精力减退、腰肌劳损、腰痛、月经不调、阳痿。

按摩	艾灸	刮痧

● **按摩方法**
用拇指指腹按揉肾俞穴100～200次，每天坚持，能够治疗月经不调、阳痿、遗精。

● **艾灸方法**
用艾条温和灸肾俞穴5～20分钟，一天一次，可改善腰膝酸软、月经不调、水肿。

● **刮痧方法**
用角刮法从上而下刮拭肾俞穴，力度微重，以出痧为度，隔天一次，可治疗腰痛、小便不利。

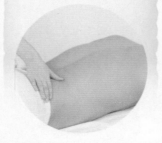
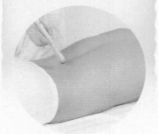
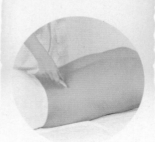

天宗穴

——舒筋骨治颈病

肩胛骨又称天宗骨，穴在天宗骨上，故名。颈肩综合征这一职业病主要表现为颈肩部僵硬、发紧，甚至出现肩周炎、颈椎病等。刺激此穴会产生强烈的酸胀感，可以放松整个颈项、肩部的肌肉，使疼痛感明显减轻，或使肩颈部活动自如。

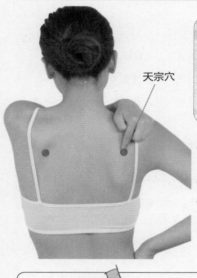

天宗穴

● **组合疗法**

配臑会穴 } 主治肩臂肘痛

配膻中穴 } 主治乳痛、乳腺增生

配秉风穴 } 可治肩胛疼痛

● **穴位定位** 位于肩胛部，当冈下窝中央凹陷处，与第四胸椎相平。

● **功效说明** 舒筋活络，理气消肿。

● **主治疾病** 肩周炎、肩背软组织损伤、落枕、咳喘、气喘、乳腺炎、乳房痛、乳汁分泌不足、胸痛、肩膀疼痛。

按摩　　　艾灸　　　刮痧

● **按摩方法**
用拇指指腹按揉天宗穴100～200次，每天坚持，能够治疗肩背疼痛。

● **艾灸方法**
用艾条温和灸天宗穴5～20分钟，一天一次，可改善肩胛痛、咳喘。

● **刮痧方法**
用面刮法从上向下刮拭天宗穴3～5分钟，隔天一次，可缓解乳痛。

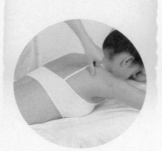

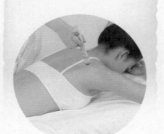

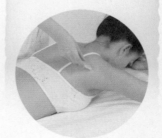

夹脊穴

——保脏腑多面手

穴在脊椎棘突下旁开两侧，故名夹脊。足太阳膀胱经是人体经脉的核心。督脉是阳经的统领。夹脊穴旁通督脉，与足太阳膀胱经经气交通，是脏腑之气输通出入之处。夹脊穴具有调节脏腑气血的功能，是保健脏腑健康的能手。

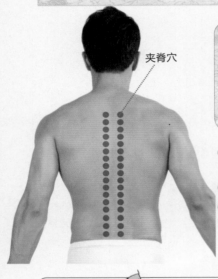

夹脊穴

● **组合疗法**

配风池穴、大杼穴、阳陵泉穴 〉治肢体痿痹

配命门穴、腰阳关穴、殷门穴 〉治坐骨神经痛

配定喘穴、灵台穴、足三里穴 〉治老年气喘

● **穴位定位** 位于背腰部，当第一胸椎至第五腰椎棘突下两侧，后正中线旁开0.5寸，一侧17穴。

● **功效说明** 调理脏腑，舒筋活络。

● **主治疾病** 胸部穴位治疗心肺、上肢疾病，下胸部位治疗胃肠疾病，腰部的穴位治疗腰、腹及下肢疾病。

按摩　　　　　艾灸　　　　　刮痧

● **按摩方法**
用双手拇指沿脊柱两侧由上至下反复推揉夹脊穴5分钟，长期按摩，可防治腰背疾病。

● **艾灸方法**
用艾条回旋灸夹脊穴15分钟，一天一次，可治疗心肺疾病、肠胃疾病、上下肢疾病。

● **刮痧方法**
用刮痧板角部由上至下刮拭夹脊穴30次，以出痧为度，隔天一次，治疗坐骨神经痛、腰痛、强直性脊柱炎。

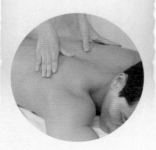

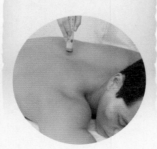

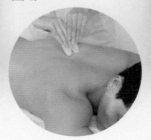

命门穴

——强肾固本抗衰

肾气为一身之本，穴当两肾俞之间，为生命的重要门户，故名命门。经常按摩命门穴可疏通督脉上的气滞点，加强其与任脉的联系，起到强肾固本、温肾壮阳、强壮腰膝、延缓衰老的作用。

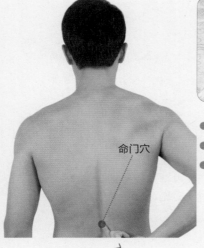

命门穴

● **组合疗法**

配肾俞穴、太溪穴 } 治遗精、早泄

配百会穴、筋缩穴、腰阳关穴 } 治破伤风抽搐

配大肠俞穴、膀胱俞穴 } 治寒湿痹痛

● **穴位定位** 位于腰部，当后正中线上，第二腰椎棘突下凹陷中。

● **功效说明** 固本培元，强健腰膝。

● **主治疾病** 虚损腰痛、遗尿、泄泻、遗精、阳痿、早泄、赤白带下、月经不调、前列腺炎、肾功能低下、精力减退、头晕耳鸣。

按摩	艾灸	刮痧

● **按摩方法**

用拇指指腹按揉命门穴100～200次，长期坚持按摩，可治疗遗尿、尿频、赤白带下、胎屡坠。

● **艾灸方法**

用艾条温和灸命门穴5～10分钟，一天一次，可治疗头晕耳鸣、泄泻。

● **刮痧方法**

用面刮法刮拭命门穴1～2分钟，以出痧为度，隔天一次，可治疗遗精、阳痿、早泄。

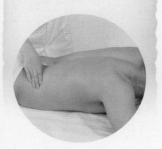

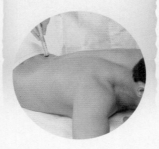

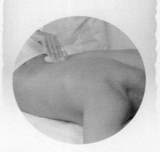

腰阳关穴

—— 壮腰补肾要穴

腰是指位置在腰上；阳是指在督脉上，督脉为阳脉之海。腰阳关是督脉上的重要穴位，是督脉上元阴、元阳的相交点，是阳气通行的关隘。刺激腰阳关穴能很好地改善腰部疾患。

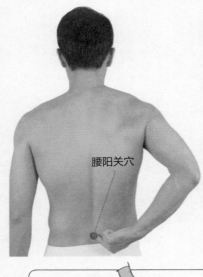

腰阳关穴

● **组合疗法**

配肾俞穴、次髎穴、委中穴	治腰腿疼痛
配腰夹脊穴、秩边穴、承山穴、飞扬穴	治坐骨神经痛
配膀胱俞穴、三阴交穴	治遗尿、尿频

● **穴位定位** 位于腰部，当后正中线上，第四腰椎棘突下凹陷中。

● **功效说明** 壮腰补肾，祛寒除湿，舒筋活络。

● **主治疾病** 腰骶疼痛、下肢痿痹、月经不调、遗精、阳痿、便血、盆腔炎、膀胱炎、坐骨神经痛、类风湿病、小儿麻痹。

按摩	艾灸	刮痧

● **按摩方法**
用手掌大鱼际着力，按揉腰阳关穴2～3分钟，长期坚持，可治疗坐骨神经痛、腰腿痛。

● **艾灸方法**
用艾条温和灸腰阳关穴10～15分钟，一天一次，可治疗膀胱炎、盆腔炎、遗精、阳痿、月经不调。

● **刮痧方法**
用面刮法刮拭腰阳关穴1～2分钟，稍出痧即可，隔天一次，可治疗腰骶疼痛、下肢痿痹。

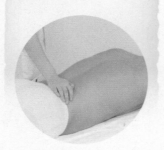

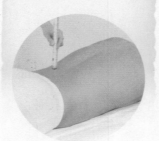

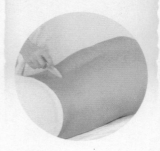

内关穴

—— 心脏保健要穴

内关穴是手厥阴心包经上的络穴，属八脉交会穴之一。内关穴对胸部、心脏部位以及胃部的止疼效果比较明显，紧急情况下，同时按压人中、内关两穴，效果更好，可缓解心脏病、胃病发作时带来的不适。

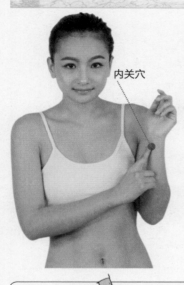

内关穴

● **组合疗法**

配足三里穴、中脘穴 〉治胃脘痛

配三阴交穴、合谷穴 〉治心绞痛

配神门穴 〉治失眠

● **穴位定位** 位于前臂掌侧，当曲泽与大陵的连线上，腕横纹上2寸，掌长肌腱与桡侧腕屈肌腱之间。

● **功效说明** 宁心安神，理气止痛。

● **主治疾病** 心痛、心悸、胁痛、胃痛、呕吐、痛经、失眠、眩晕、癫痫、偏头痛、肘臂挛痛。

按摩	艾灸	刮痧

● **按摩方法**

合并食指、中指，两指按揉内关穴100～200次，每天坚持，能够缓解呕吐、晕车、心痛。

● **艾灸方法**

用艾条温和灸内关穴5～20分钟，一天一次，可治疗痛经、心悸。

● **刮痧方法**

用角刮法从上向下刮拭内关穴3～5分钟，隔天一次，可缓解癫狂、热证、心痛、心悸。

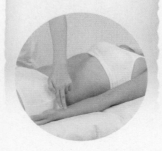

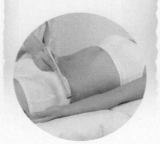

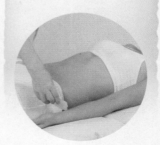

鱼际穴

—— 清肺热呼吸畅

此穴当手大指本节后赤白肉际处，形状如同鱼腹，又位于它的边际，故名。鱼际穴是手太阴肺经荥穴，具有解表、利咽、化痰的作用，经常刺激鱼际穴能增强肺主皮毛的功能，提高抵御外邪的能力。

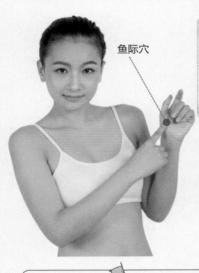

鱼际穴

● **组合疗法**

配合谷穴 } 治咳嗽、失音

配孔最穴、中府穴 } 治哮喘

配少商穴 } 治咽喉肿痛

● **穴位定位** 位于手拇指本节（第一掌指关节）后凹陷处，当第一掌骨中点桡侧，赤白肉际处。

● **功效说明** 清肺解热，开音利咽。

● **主治疾病** 感冒、咳嗽、身热、牙痛、眩晕、咯血、扁桃体炎、支气管炎、支气管哮喘、多汗症、鼻出血、乳腺炎、手指肿痛等。

按摩	艾灸	刮痧

● **按摩方法**
用拇指指尖用力掐揉鱼际穴 100 ~ 200 次，可缓解咳嗽、咽痛、身热。

● **艾灸方法**
用艾条温和灸鱼际穴 5 ~ 20 分钟，一天一次，可治疗牙痛。

● **刮痧方法**
用角刮法刮拭鱼际穴 3 ~ 5 分钟，以出痧为度，隔天一次，可治疗咳嗽、咯血、咽痛、眩晕。

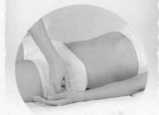

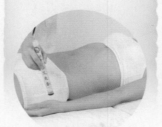

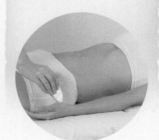

阳池穴

—— 手足的小火炉

　　背为阳，腕背凹陷处似"池"，穴在其中，故名。阳池穴是手少阳三焦经的原穴，是阳气生发之处，具有生发阳气、沟通表里的作用。刺激阳池穴可以通畅血液循环，平衡身体激素分泌，能够使身体暖和起来，消除手脚发冷怕冷的症状。

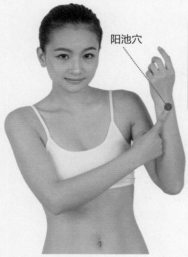

阳池穴

● **组合疗法**

配外关穴、曲池穴 } 主治前臂肌痉挛

配少商穴、廉泉穴 } 主治咽喉肿痛

配脾俞穴、太溪穴 } 主治糖尿病

● **穴位定位** 位于腕背横纹中，当指伸肌腱的尺侧缘凹陷处。

● **功效说明** 通调三焦，清热通络。

● **主治疾病** 手足冰凉、腕痛、肩臂痛、目赤肿痛、耳聋、咽喉炎、妊娠呕吐、流行性感冒、风湿病、糖尿病等病症。

按摩	艾灸	刮痧
● **按摩方法** 用拇指指尖掐按阳池穴30次，每天坚持，可缓解手腕痛。	● **艾灸方法** 用艾条温和灸阳池穴5～20分钟，一天一次，可治疗肩背痛、手腕痛。	● **刮痧方法** 用面刮法从手指近端向指尖刮拭阳池穴3～5分钟，隔天一次，可治疗糖尿病。

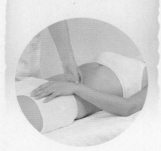

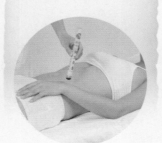

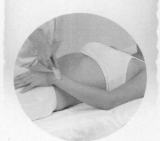

少海穴

—— 祛心火精神好

　　少，指少阴经；海，大海。心主血脉，似水之流，该穴为心经合穴，是脉气汇聚之处，故名。刺激少海穴能祛除心火，可以有效缓解失眠、健忘、焦虑、自汗等病症。平复了心火，睡眠恢复正常，人的精神才会健康。

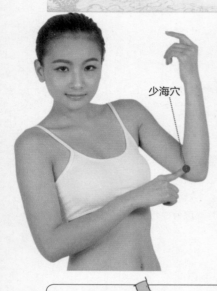

少海穴

● 组合疗法

配内关穴	} 治疗心脏病
配扶突穴	} 治疗高血压
配合谷穴、内庭穴	} 主治牙痛、牙龈肿痛

● **穴位定位**　屈肘，位于肘横纹内侧端与肱骨内上髁连线的中点处。

● **功效说明**　益心安神，理气通络。

● **主治疾病**　心痛、失眠、健忘、神志病证、头项痛、腋胁部痛、臂麻手颤、肘臂挛痛、落枕、呕吐。

| 按摩 | 艾灸 | 刮痧 |

● 按摩方法
用拇指指腹弹拨少海穴100～200次，能防治前臂麻木。

● 艾灸方法
用艾条回旋灸少海穴5～20分钟，一天一次，可缓解高尔夫球肘、心痛。

● 刮痧方法
用角刮法从上向下刮拭少海穴3～5分钟，以出痧为度，隔天一次，可治疗心痛、手臂麻木、健忘。

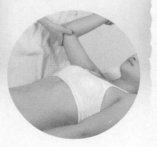

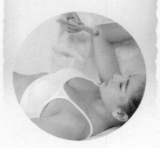

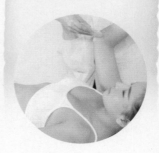

间使穴

——舒情志乐生活

间，间隙；使，信使的意思。穴在两筋之间，负责传递经气，故名。很多人因不得志而心情抑郁，而只有心情舒畅、身心健康，方可快乐生活。刺激手腕上的间使穴，能够宽胸解郁，缓解心情抑郁的状况，还可以治疗各种热证。

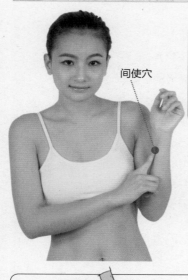

间使穴

● 组合疗法

配心俞穴 } 主治心悸

配大杼穴 } 主治疟疾

配三阴交穴 } 主治月经不调

● **穴位定位** 位于前臂掌侧，曲泽与大陵连线上，腕横纹上3寸，掌长肌腱与桡侧腕屈肌腱之间。

● **功效说明** 宽胸解郁，宁心安神。

● **主治疾病** 心痛、心悸、胃痛、呕吐、热证、烦躁、疟疾、癫狂、痫证、腋肿、肘挛、臂痛等病症。

按摩	艾灸	刮痧

● **按摩方法**
合并食指、中指，两指按揉间使穴100～200次，每天坚持，能够缓解呕吐、反胃、心痛。

● **艾灸方法**
用艾条温和灸间使穴5～20分钟，一天一次，可治疗心悸、前臂冷痛。

● **刮痧方法**
用角刮法从上向下刮拭间使穴3～5分钟，隔天一次，可缓解癫狂、烦躁、疟疾。

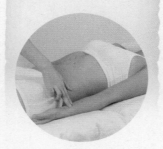

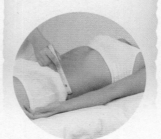

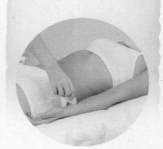

劳宫穴
——安神志消疲劳

手掌为操劳的要所，穴在掌心，故名。劳宫穴是手厥阴心包经荥穴，此类穴位多位于掌指或跖趾关节之前，对热证具有较好的预防和治疗效果。精神状况低下、身体疲劳时，刺激劳宫穴能够振奋精神，消除身体疲劳。

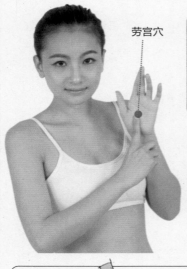

劳宫穴

● **组合疗法**

配大陵穴	治心绞痛、失眠
配后溪穴	治消渴症、黄疸
配人中穴、曲泽穴	治中暑昏迷

● **穴位定位** 位于手掌心，当第二、三掌骨之间偏于第三掌骨，握拳屈指时中指尖处。

● **功效说明** 清心泻热，开窍醒神，消肿止痒。

● **主治疾病** 脑血管意外、昏迷、小儿惊厥、晕厥、中暑、呕吐、心痛、癫狂、痫症、口舌生疮、口臭、吐血。

按摩	艾灸	刮痧

● **按摩方法**
用拇指指腹按揉劳宫穴100～200次，每天坚持，能够缓解心绞痛。

● **艾灸方法**
用艾条雀啄灸劳宫穴5～20分钟，一天一次，可治疗吐血、便血。

● **刮痧方法**
用角刮法从上向下刮拭劳宫穴3～5分钟，可不出痧，隔天一次，可缓解癫狂、鹅掌风、口疮。

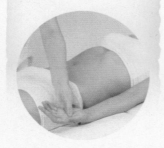

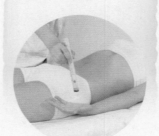

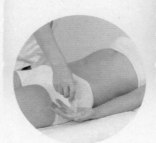

大陵穴

——缓解神经衰弱

大，高大，穴在掌根两骨结合点的棱下，故名大陵。大陵穴为手厥阴心包经输穴，此类穴位多位于掌指或跖趾关节之后，对神经衰弱、腕关节及周围软组织疾患有较好的疗效。

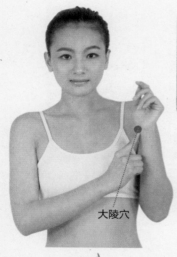

大陵穴

● **组合疗法**

配劳宫穴	}治心绞痛、失眠
配外关穴、支沟穴	}治腹痛、便秘
配人中穴、间使穴、心俞穴	}治癫狂痛、惊悸、抽搐

● **穴位定位** 位于腕掌横纹的中点处，当掌长肌腱与桡侧腕屈肌腱之间。

● **功效说明** 宁心安神，和营通络。

● **主治疾病** 神经衰弱、失眠、癫痫、精神分裂症、肋间神经痛、胃炎、胃出血、手臂挛痛、桡腕关节疼痛、心绞痛、呕吐、口臭。

按摩	艾灸	刮痧

● **按摩方法**
用拇指指尖垂直掐按大陵穴100～200次，每天坚持，能够缓解心绞痛。

● **艾灸方法**
用艾条雀啄灸大陵穴5～20分钟，一天一次，可治疗心绞痛。

● **刮痧方法**
用角刮法从上向下刮拭大陵穴3～5分钟，隔天一次，可缓解癫狂、呕吐、口臭。

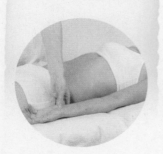

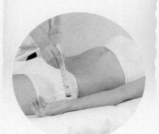

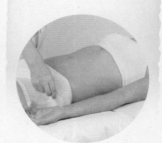

太渊穴

—— 调血脉面色好

太，甚大；渊，深渊。穴当寸口脉气旺盛处，是脉之会穴，故名。太渊穴对于身体虚弱、气血不足、讲话有气无力、面色苍白、脉搏微弱，严重时甚至几乎无法触及脉象的"无脉病"，具有很好的改善效果。

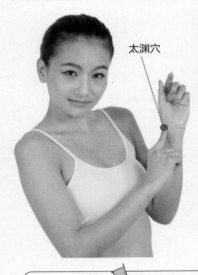

太渊穴

● **组合疗法**

配肺俞穴、尺泽穴、中府穴 } 治气管炎、咳嗽

配尺泽穴、鱼际穴、肺俞穴 } 治咳嗽、胸痛

配人迎穴 } 治无脉病

● **穴位定位** 位于腕掌侧横纹桡侧，桡动脉搏动处。

● **功效说明** 调理肺气，通调血脉。

● **主治疾病** 咳嗽、气喘、咯血、呕血、喉干咽痛、胸痛、胸闷、心动过速、无脉病、腕臂痛、扁桃体炎、肺炎、乳房肿痛、目赤发热、便血。

按摩	艾灸	刮痧

● **按摩方法**
用拇指按压太渊穴片刻，然后松开，反复5～10次，长期坚持，可改善手掌冷痛、麻木。

● **艾灸方法**
用艾条温和灸太渊穴5～20分钟，一天一次，可缓解咯血、胸闷、乳房肿痛。

● **刮痧方法**
用角刮法从上向下刮拭太渊穴3～5分钟，隔天一次，可治疗目赤发热、咯血、便血。

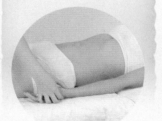

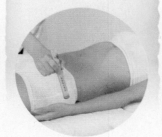

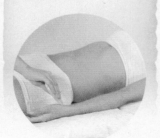

尺泽穴

—— 止吐泻缓解快

尺泽穴是手太阴肺经合穴，水当润泽，故名。尺泽穴主治肺经热引起的各种疼痛病患。"合穴属水，内应于肾"。刺激尺泽穴也具有补肾的作用，这就是所谓的"泻肺补肾法"。

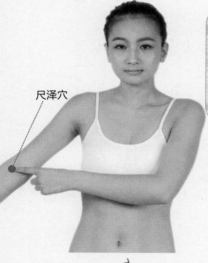

尺泽穴

● **组合疗法**

配委中穴 } 治哮喘、吐泻

配合谷穴 } 治肘关节屈伸不利

配肺俞穴 } 治咳嗽、气喘

● **穴位定位** 位于肘横纹中，肱二头肌腱桡侧凹陷处。

● **功效说明** 清热和胃，通络止痛。

● **主治疾病** 肺结核、肺炎、咳喘、心烦、支气管炎、支气管哮喘、咽喉肿痛、咯血、过敏、胸膜炎、肘关节病、脑血管病后遗症、前臂痉挛、急性吐泻、中暑等。

按摩	艾灸	刮痧

● **按摩方法**
用拇指指尖弹拨尺泽穴100～200次，长期坚持，能防治气管炎、咳嗽、咯血、过敏、膝关节疼痛。

● **艾灸方法**
用艾条温和灸尺泽穴5～20分钟，一天一次，可缓解肘痛、上肢痹痛。

● **刮痧方法**
用面刮法从上向下刮拭尺泽穴3～5分钟，隔天一次，可治疗咳喘、心烦、呕吐。

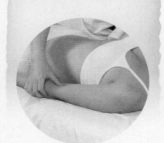

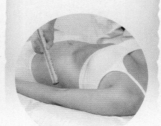

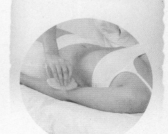

合谷穴

——理气通络延寿

合，汇聚；谷，两山之间的空隙。穴当大指、次指歧骨间，穴处形似深谷，故名合谷穴。合谷穴可调节内分泌，平衡免疫系统，还能改善脾胃功能。刺激合谷穴还能改善脑部血液循环，延缓大脑衰老。

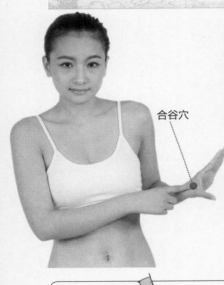

合谷穴

● **组合疗法**

配颊车穴、迎香穴 } 治牙痛、感冒

配太冲穴 } 治眩晕、高血压

配风池穴、大椎穴 } 治皮肤瘙痒

● **穴位定位** 位于手背，第一、二掌骨间，当第二掌骨桡侧的中点处。

● **功效说明** 镇静止痛，通经活络，清热解表。

● **主治疾病** 感冒、头痛、咽炎、鼻炎、牙痛、三叉神经痛、面肿、小儿惊厥、腹痛、便秘、腰扭伤、落枕、腕关节痛、痛经、闭经。

按摩	艾灸	刮痧

● **按摩方法**

用拇指指尖用力掐揉合谷穴100～200次，每天坚持，可治疗急性腹痛、头痛。

● **艾灸方法**

用艾条温和灸合谷穴5～20分钟，一天一次，可治疗头痛、头晕、目赤肿痛、下牙痛、面肿。

● **刮痧方法**

用角刮法从上而下刮拭合谷穴，力度微重，以出痧为度，隔天一次，可改善头晕、头痛。

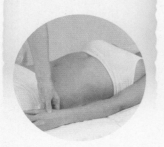

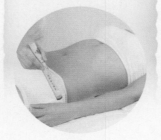

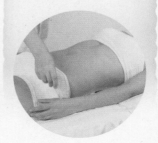

委中穴

——舒筋络治腰痛

体力劳动和久坐之人，腰背部常出现酸痛的情况。"腰背委中求"，是说委中穴有舒筋通络、散瘀活血、清热解毒的作用。

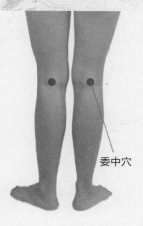

委中穴

● **组合疗法**

| 配肾俞穴、腰阳关穴 | } 治腰腿痛、坐骨神经痛 |
| 配曲池穴、风市穴 | } 治湿疹 |

● **穴位定位** 位于腘横纹中点，当股二头肌腱与半腱肌肌腱的中间。

● **功效说明** 舒筋活络，通痹止痛，凉血泻热。

● **主治疾病** 腰背痛、头痛、下肢痿痹、腹痛、坐骨神经痛、半身不遂。

● **推拿方法** 用拇指按揉委中穴 100 ～ 200 次，每天坚持，能够治疗腰腹痛、头痛、恶风寒。

涌泉穴

——治晕降压要穴

涌，涌出；泉，泉水。此穴是肾经经气所出之处，故名。涌泉穴是人体重要穴位，刺激该穴对各类亚健康的缓解有很大帮助。

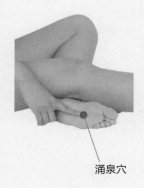

涌泉穴

● **组合疗法**

| 配百会穴、人中穴 | } 治昏厥、癫痫、休克 |
| 配四神聪穴、神门穴 | } 治头晕、失眠、癔病 |

● **穴位定位** 位于足底部，蜷足时足前部凹陷处，约当足底二、三趾趾缝纹头端与足跟连线的前 1/3 与后 2/3 交点上。

● **功效说明** 苏厥开窍，滋阴益肾。

● **主治疾病** 神经衰弱、妇科病、头晕、小便不利。

● **推拿方法** 用拇指用力按揉涌泉穴 100 ～ 200 次，每天坚持，能够治疗头晕、小便不利。

太溪穴
——治劳损的救星

太，指大，肾水出于涌泉，通过此穴聚流而成大溪，故名。太溪穴是足少阴肾经原穴，犹如汇聚肾经原气的"长江"，补之则济其亏损，泄之则祛其有余，善于治疗肾脏疾病，以及五官等方面的病症。

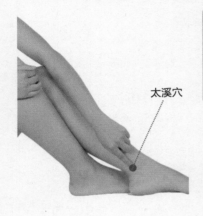

太溪穴

● **组合疗法**

配少泽穴 } 主治咽喉炎

配飞扬穴 } 主治头痛目眩

配肾俞穴、志室穴 } 主治遗精、阳痿、肾虚腰痛

● **穴位定位** 位于足内侧，内踝后方，当内踝尖与跟腱之间的凹陷处。

● **功效说明** 滋阴益肾，壮阳强腰。

● **主治疾病** 肾炎、膀胱炎、遗精、支气管炎、哮喘、阳痿、月经不调、耳鸣、足跟痛、腰肌劳损、神经衰弱、失眠、健忘、头痛。

按摩　艾灸　刮痧

● **按摩方法**
用拇指用力按揉太溪穴100～200次，每天坚持，能够治疗耳鸣、头痛、眩晕。

● **艾灸方法**
用艾条温和灸太溪穴5～20分钟，一天一次，可改善各种肾虚引起的症状。

● **刮痧方法**
用立刮法垂直刮拭太溪穴15～30次，由轻至重，逐渐加力，一天一次，可改善咽喉肿痛、失眠。

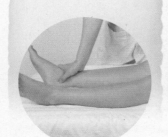
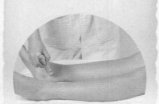
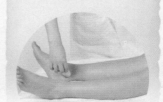

悬钟穴

——降血压的大药

　　悬，悬挂；钟，聚注。穴在外踝上3寸，未及于足，昔常有小儿于此处悬挂响铃似钟，故名。悬钟穴是胆经上的穴位，它专管人体骨髓的汇聚，而"髓生血"，故该穴有较强的疏通经络、行气活血的功能，堪称人体天生的降低血压的大药。

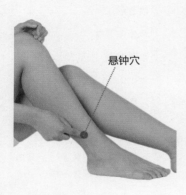

悬钟穴

● **组合疗法**

配肾俞穴、膝关穴、阳陵泉穴 } 主治腰腿痛

配风池穴、后溪穴 } 主治颈项强痛

配环跳穴、风市穴、阳陵泉穴 } 主治坐骨神经痛

● **穴位定位**　位于小腿外侧，外踝尖上3寸，腓骨前缘。

● **功效说明**　通经活络，强筋壮骨。

● **主治疾病**　卒中后遗症、头痛、腰痛、胸腹胀满、踝关节及周围软组织疾病、下肢痿痹、半身不遂、脚气、高脂血症、高血压、颈椎病、脊髓炎、落枕。

按摩	艾灸	刮痧

● **按摩方法**
用手指指腹按揉悬钟穴3～5分钟，长期按摩，可缓解头痛、腰痛。

● **艾灸方法**
用艾条温和灸悬钟穴5～10分钟，一天一次，可治疗高脂血症、高血压。

● **刮痧方法**
用角刮法刮拭悬钟穴3分钟，稍出痧即可，隔天一次，可治疗胸腹胀满、半身不遂。

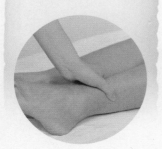

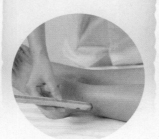

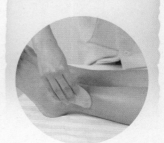

足三里穴
—— 贵为长寿之穴

"足三里穴"为足阳明胃经之合穴，"合治内腑"凡六腑之病皆可用之。足三里穴是所有穴位中最具养生保健价值的穴位之一，经常按摩该穴，对于抗衰老、延年益寿大有裨益。

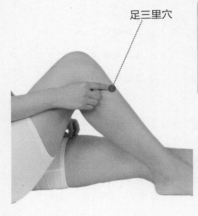

足三里穴

● **组合疗法**

配天枢穴、三阴交穴、肾俞穴 } 治月经过多

配曲池穴、丰隆穴、三阴交穴 } 治头晕目眩

配中脘穴、内关穴 } 治胃脘痛

● **穴位定位** 位于小腿前外侧，当犊鼻下3寸，距胫骨前缘一横指（中指）。

● **功效说明** 健脾和胃，扶正培元，升降气机。

● **主治疾病** 胃痛、便秘、腹泻等肠胃诸疾，虚劳诸证，高血压、贫血等循环系统疾病，以及呼吸系统、泌尿生殖系统等各种疾病。

按摩	艾灸	刮痧

● **按摩方法**

用手指指腹推按足三里穴1～3分钟，长期按摩，可改善消化不良、下肢痿痹、下肢不遂等症状。

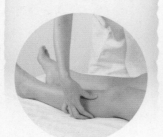

● **艾灸方法**

用艾条温和灸足三里穴5～10分钟，一天一次，治疗腹胀腹痛、脚气、下肢不遂。

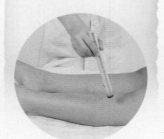

● **刮痧方法**

用面刮法刮拭足三里穴，以潮红发热为度，隔天一次，可治疗呕吐、腹胀、肠鸣、消化不良。

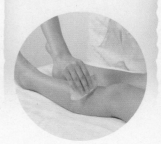

太白穴
——治脾虚增食欲

太，大的意思；白，白色，意指肺气。太白穴是足太阴脾经上的输穴，又是脾脏的原穴，其补脾健脾的作用非常强大。刺激太白穴能改善先天脾虚、肝旺脾虚、心脾两虚等引起的症状。太白穴还能改善食欲，消除腹胀、便秘和便溏。

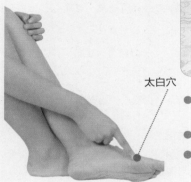

太白穴

● **组合疗法**

配公孙穴、大肠俞穴 } 治肠鸣、腹泻

配复溜穴、足三里穴 } 治腹胀

配中脘穴、足三里穴 } 治胃痛

● **穴位定位** 位于足内侧缘，当足大趾本节（第一跖趾关节）后下方赤白肉际凹陷处。

● **功效说明** 益气健脾，清热化湿。

● **主治疾病** 胃痉挛、胃炎、消化不良、肠鸣、腹胀、腹泻、腹痛、呕吐、胃痛、痢疾、便秘等脾胃病症。

按摩	艾灸	刮痧
● **按摩方法** 用拇指指尖用力掐揉太白穴100～200次，每天坚持，可改善腹胀、胃痛。	● **艾灸方法** 用艾条温和灸太白穴5～20分钟，一天一次，可治疗寒湿泄泻、完谷不化。	● **刮痧方法** 用立刮法垂直刮拭太白穴15～30次，由轻至重，逐渐加力，一天一次，可改善肠鸣、腹泻。

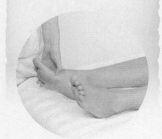
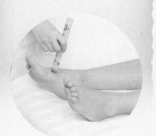
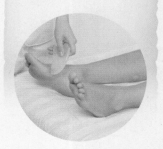

商丘穴

——肠胃的清道夫

商，古代计时用的漏刻；丘，丘陵，山丘。穴处形似丘陵，该穴又为脾经的经（金）穴，商为金声，故名。商丘穴是脾经的经穴，是脾气正盛运行经过的部位。脾主精微水湿的运化，刺激商丘穴则可以健脾化湿，让肠胃更通畅，促进体内毒素更快排出。

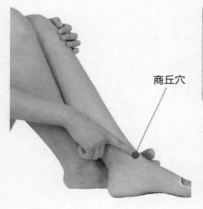

商丘穴

● **组合疗法**

配阴陵泉穴、曲泉穴、阴谷穴	治胃脘痛、腹胀
配三阴交穴	治脾虚便秘
配天枢穴、阴陵泉穴	治腹泻、腹胀

● **穴位定位** 位于足内踝前下方凹陷中，当舟骨结节与内踝尖连线的中点处。

● **功效说明** 健脾化湿，通调肠胃。

● **主治疾病** 腹胀、肠鸣、腹泻、便秘、完谷不化、咳嗽、黄疸、足踝痛、癫狂、小儿癫痫等病症。

按摩	艾灸	刮痧 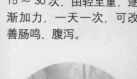
● **按摩方法** 用拇指指尖用力掐揉商丘穴100～200次，每天坚持，可改善踝部疼痛。	● **艾灸方法** 用艾条温和灸商丘穴5～20分钟，一天一次，可治疗便秘、肠鸣、泄泻。	● **刮痧方法** 用立刮法垂直刮拭商丘穴15～30次，由轻至重，逐渐加力，一天一次，可改善肠鸣、腹泻。

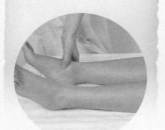 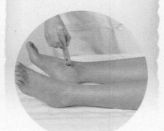 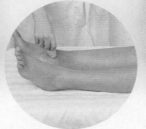

三阴交穴
—— 永葆青青要穴

穴在人体下肢部，为足太阴、少阴、厥阴交会穴，故此而得名。平时常按三阴交穴，可以治疗全身多种不适与病症，尤其对妇科病症有良好的治疗效果，是让女性青春永驻的首选穴位。

下肢部特效穴

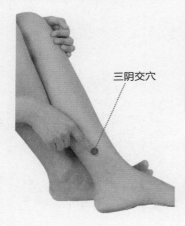

三阴交穴

● **组合疗法**

配足三里穴 } 治肠鸣、泄泻

配中极穴 } 治月经不调

配子宫穴 } 治疗子宫脱垂

● **穴位定位** 位于小腿内侧，当足内踝尖上3寸，胫骨内侧缘后方。

● **功效说明** 益血活血，清肠摄血。

● **主治疾病** 腹胀、腹泻、消化不良、心悸、失眠、高血压、水肿、遗精、阳痿、遗尿、早泄、月经失调、痛经、带下病、疝气、湿疹。

按摩	艾灸	刮痧

● **按摩方法**
用拇指指腹按揉三阴交穴100～200次，每天坚持，能够治疗月经不调、腹痛、泄泻。

● **艾灸方法**
用艾条温和灸三阴交穴5～20分钟，一天一次，可改善水肿、疝气、痛经。

● **刮痧方法**
用角刮法从上向下刮拭三阴交穴3～5分钟，隔天一次，可缓解湿疹、水肿。

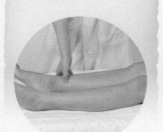

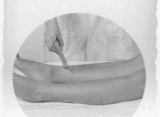

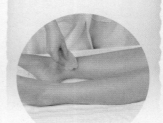

阴陵泉穴

—— 利水湿消水肿

阴，水；陵，土丘；泉，水泉。穴在胫骨内髁下，如山陵下之水泉，故名。阴陵泉穴是足太阴脾经上的合穴，善于调节脾肾的功能，对打鼾的毛病，以及肥胖和尿不尽等疾患均有较好的治疗效果。

阴陵泉穴

● **组合疗法**

配三阴交穴 } 主治腹寒

配水分穴 } 主治水肿

配膀胱俞穴 } 主治小便不利

● **穴位定位** 位于小腿内侧，当胫骨内侧髁后下方凹陷处。

● **功效说明** 清利湿热，健脾理气，益肾调经，通经活络。

● **主治疾病** 遗尿、尿潴留、尿失禁、尿路感染、肾炎、遗精、阳痿、消化不良、失眠、膝关节炎、下肢麻痹、水肿、膝痛、膝肿。

按摩	艾灸	刮痧

● **按摩方法**
用拇指指腹按揉阴陵泉穴100 ～ 200 次，每天坚持，能够治疗各种脾胃病。

● **艾灸方法**
用艾条温和灸阴陵泉穴5 ～ 10 分钟，一天一次，可改善小便不利、痛经、水肿、失眠症状。

● **刮痧方法**
用面刮法从上而下刮拭阴陵泉穴30 次，力度微重，以出痧为度，隔天一次，可治疗暴泻。

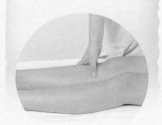

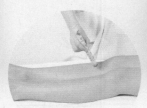

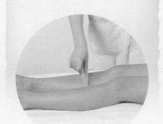

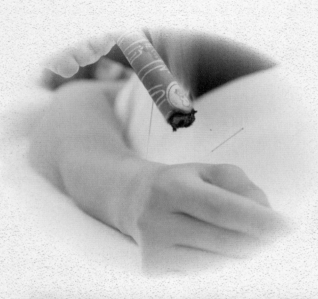

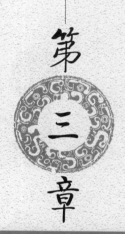

第三章

特效穴养生——未病先防

中医将治未病作为奠定医学理论的基础和医学的崇高目标，倡导惜生命、重养生，防患于未然，"圣人不治已病治未病，不治已乱治未乱"。健康，从来就不应该是患病后才想起来的事，只有平时不断关注生活中的小细节，才能收获身体大健康。九层之台，始于垒土；千里之行，始于足下；在健康意识不断提高的今天，我们更应该做到健康时如何保健防病，从五脏六腑的保养开始，做一个现代的"圣人"。

养心安神

——心静不烦睡眠好

心烦意乱、睡眠浅表、稍有动静就会惊醒是焦虑性失眠症的常见症状，也是亚健康的表现。焦虑、睡眠质量差以及精神恍惚等都与人的心态有着密切的联系，对工作和生活都会产生严重的影响。

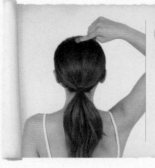

壹 百会

- **定位** 位于头部，前发际正中直上5寸，或两耳尖连线中点处。
- **按摩** 用食指、中指指腹向下用力按揉百会穴，有酸胀、刺痛感。

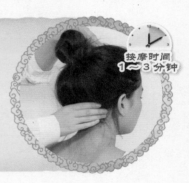

按摩时间 1～3分钟

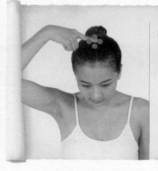

贰 四神聪

- **定位** 位于头顶部，百会前、后、左、右各1寸，共4个穴。
- **按摩** 用食指指腹点按前、后、左、右神聪穴各200次。

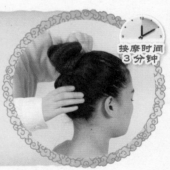

按摩时间 3分钟

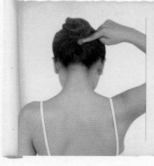

叁 强间

- **定位** 位于头部，当后发际正中直上4寸（脑户上1.5寸）。
- **按摩** 用食指指腹向下用力按揉强间穴，有酸胀、刺痛感。

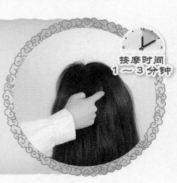

按摩时间 1～3分钟

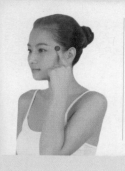

肆 太阳

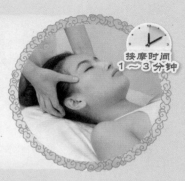

按摩时间
1～3分钟

- **定位** 位于颞部，眉梢与目外眦之间，向后约一横指的凹陷处。

- **按摩** 用拇指指腹按揉太阳穴，力度适中，以有酸胀感为度。

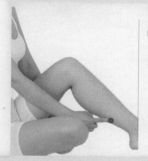

伍 筑宾

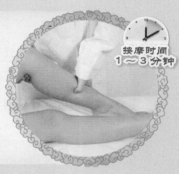

按摩时间
1～3分钟

- **定位** 位于小腿内侧，太溪与阴谷的连线上，太溪上5寸，腓肠肌肌腹的内下方。

- **按摩** 用拇指指尖垂直掐按筑宾穴，力度略重，有痛感。

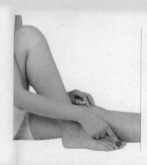

陆 厉兑

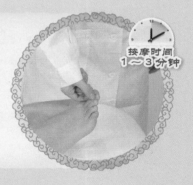

按摩时间
1～3分钟

- **定位** 位于足第二趾末节外侧，距趾甲角0.1寸（指寸）。

- **按摩** 用拇指指腹掐按厉兑穴，力度略重。

穴位治病解析

　　百会开窍醒脑、回阳固脱、宁心安神；四神聪醒脑开窍、镇静安神；强间醒神宁心、行气化痰；太阳清肝明目、通络止痛；筑宾理气止痛、宁心安神；厉兑清热安神。六穴配伍，可养心安神。

健脾养胃

——脾胃安和胃口好

现代社会工作和生活节奏加快，人们压力大，饮食不规律，导致各种胃部疾病的发作，而这些因素也会造成"脾虚"，出现胃胀痛、食欲差、便溏、疲倦乏力等症状。

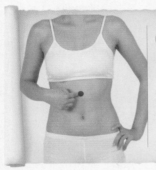

壹 中脘

● **定位** 位于上腹部，前正中线上，当脐中上4寸。

● **艾灸** 将燃着的艾灸盒放于中脘穴上灸治，以穴位上皮肤潮红为度。

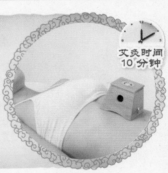

艾灸时间 10 分钟

贰 足三里

● **定位** 位于小腿前外侧，犊鼻下3寸，距胫骨前缘一横指（中指）。

● **艾灸** 用艾条悬灸足三里穴，以施灸部位出现红晕为度。

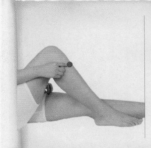

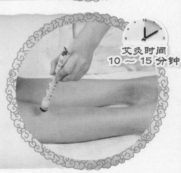

艾灸时间 10～15 分钟

叁 公孙

● **定位** 位于足内侧缘，第一跖骨基底的前下方。

● **艾灸** 用艾条温和灸公孙穴，以有温热感为度。

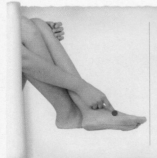

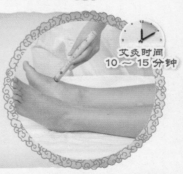

艾灸时间 10～15 分钟

● 中脘健脾化湿、促消化；足三里生发胃气、燥化脾湿；公孙健脾化湿、和胃止痛。三穴配伍，可健脾养胃。

疏肝解郁

——心情舒畅笑颜开

抑郁指心情压抑、忧郁和各种不良的精神状态。抑郁多因七情所伤，导致肝气郁结。而肝是人体的将军之官，它调节血液，指挥新陈代谢，承担着解毒和废物排泄的任务，同时保证人体血气通畅。所以保证其正常工作非常重要。

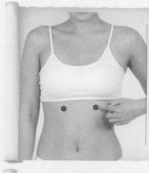

壹 期门

- **定位** 位于胸部，乳头直下，第六肋间隙，前正中线旁开4寸。
- **按摩** 用手掌鱼际按揉期门穴，有胀痛的感觉。

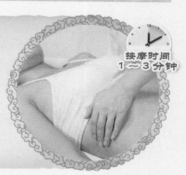

按摩时间 1～3分钟

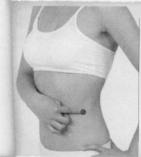

贰 章门

- **定位** 位于侧腹部，第十一肋游离端的下方。
- **按摩** 用拇指指腹按揉章门穴，力度适中，有微微胀痛的感觉。

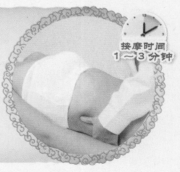

按摩时间 1～3分钟

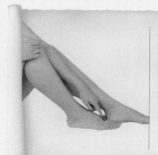

叁 太冲

- **定位** 位于足背侧，第一跖骨间隙的后方凹陷处。
- **按摩** 用拇指指尖从上到下垂直按揉太冲穴，有胀痛、刺痛感，力度适中。

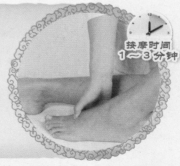

按摩时间 1～3分钟

● 期门疏肝健脾、理气活血；章门疏肝健脾、清利湿热、理气散结；太冲疏肝理气、清肝泻火。三穴配伍，可疏肝解郁。

宣肺理气

——呼吸顺畅咳嗽消

　　肺病是临床上比较常见的疾病之一，是在外感或内伤等因素影响下，造成肺脏功能失调和病理变化的病症，经常会有咳嗽、流涕、气喘等。平时可以到空气新鲜的地方锻炼，做做深呼吸。

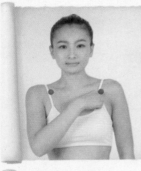

壹 中府

- **定位** 位于胸前壁的外上方，云门下1寸，平第一肋间隙，距前正中线6寸。
- **按摩** 用拇指指腹按揉中府穴，有酸痛、闷胀的感觉。

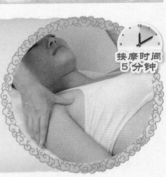

按摩时间
5分钟

贰 太渊

- **定位** 位于腕掌侧横纹桡侧，桡动脉搏动处。
- **按摩** 用拇指指尖垂直轻轻掐按太渊穴有酸胀的感觉。

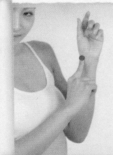

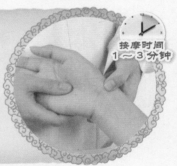

按摩时间
1～3分钟

叁 少商

- **定位** 位于手拇指末节桡侧，距指甲角0.1寸(指寸)。
- **按摩** 用拇指指尖掐按少商穴，有刺痛感。

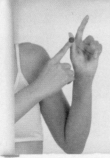

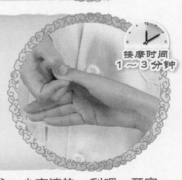

按摩时间
1～3分钟

●中府清泻肺热、止咳平喘；太渊止咳化痰、通调血脉；少商清热、利咽、开窍。三穴配伍，可宣通肺气。

补肾强腰

——肾气充足腰脊壮

从古至今，似乎补肾仅仅是男性的专利，殊不知，夜尿频多、失眠多梦、腰腿酸软、脱发白发、卵巢早衰等这些症状在现代女性当中也是较为多见的。女性要行经、生产、哺乳，这些都是很消耗精气神的，所以现代女性也要注意补肾强腰。

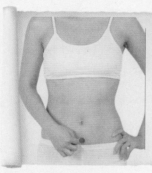

壹 关元

- **定位** 位于下腹部，前正中线上，当脐中下3寸。
- **按摩** 用手指点压、按摩刺激关元穴，力度适中。

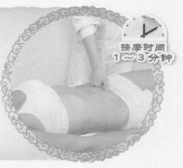

按摩时间
1～3分钟

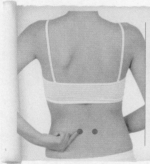

贰 肾俞

- **定位** 位于腰部，当第二腰椎棘突下，旁开1.5寸。
- **按摩** 用拇指指腹按揉肾俞穴，力度适中。

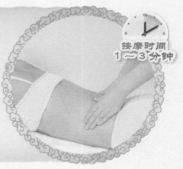

按摩时间
1～3分钟

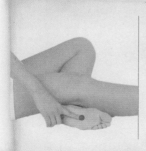

叁 涌泉

- **定位** 位于足底部，蜷足时足前部凹陷处，足底第二、三趾趾缝纹头端与足跟连线的前1/3与后2/3交点上。
- **按摩** 用拇指按压涌泉穴。

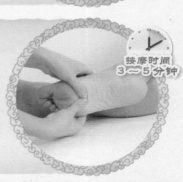

按摩时间
3～5分钟

●关元补肾壮阳；肾俞补肾气、强腰脊；涌泉平肝息风、滋阴益肾。三穴配伍，可补肾强腰。

益气养血

——气血充足面色好

气血对人体最重要的作用就是滋养。气血充足，则人面色红润，肌肤饱满丰盈，毛发润滑有光泽，精神饱满，感觉灵敏。若气血不足皮肤容易粗糙、发暗、发黄、长斑等。

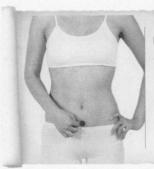

壹 关元

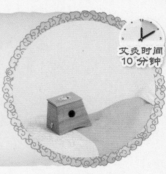

艾灸时间
10 分钟

● **定位** 位于下腹部，前正中线上，当脐中下 3 寸。

● **艾灸** 点燃艾灸盒灸治关元穴，以出现明显的循经感传现象为佳。

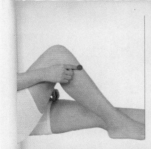

贰 足三里

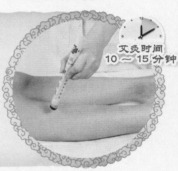

艾灸时间
10 ～ 15 分钟

● **定位** 位于小腿前外侧，犊鼻下 3 寸，距胫骨前缘一横指（中指）。

● **艾灸** 用艾条悬灸足三里穴，以穴位上皮肤潮红为度。

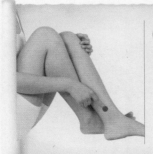

叁 三阴交

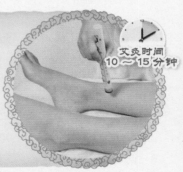

艾灸时间
10 ～ 15 分钟

● **定位** 位于小腿内侧，足内踝尖上 3 寸，胫骨内侧缘后方。

● **艾灸** 用艾条雀啄灸三阴交穴，以施灸部位出现深红晕为度。

● 关元固本培元、导赤通淋；足三里生发胃气、燥化脾湿；三阴交健脾利湿、补益肝肾。三穴配伍，可益气养血。

强身健体

—— 免疫力强不生病

人一旦过了60岁就感觉身体不中用了，人的免疫功能开始衰减，这时机体就会出现或多或少的问题。人吃五谷杂粮，没有不生病的，而疾病和损伤的确是影响健康和长寿的重要因素。

享天年——健康长寿养生

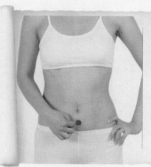

壹 气海

- **定位** 位于下腹部，前正中线上，当脐中下1.5寸。
- **按摩** 用食指、中指、无名指指腹紧并点按气海穴，并向两侧拨动，力度略重。

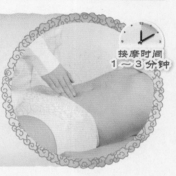

按摩时间 1～3分钟

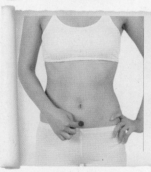

贰 关元

- **定位** 位于下腹部，前正中线上，当脐中下3寸。
- **按摩** 用拇指指腹垂直点按关元穴，并向两侧拨动，力度略重。

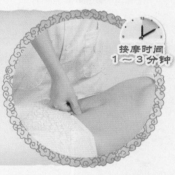

按摩时间 1～3分钟

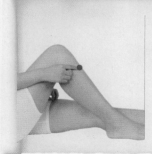

叁 足三里

- **定位** 位于小腿前外侧，犊鼻下3寸，距胫骨前缘一横指（中指）。
- **按摩** 用拇指指尖掐按足三里穴，以有酸胀感为度。

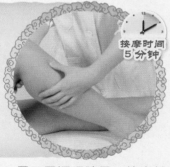

按摩时间 5分钟

● 气海补益回阳、延年益寿；关元温肾壮阳、培补元气；足三里调理脾胃、补中益气、防病保健。三穴配伍，可强身健体。

降压降糖
—— 血糖血压一并降

　　被称为"富贵病"的高血压、高血糖，已如"旧时王谢堂前燕，飞入寻常百姓家"，它们俨然已是人类致命的"头号杀手"，在我国居民的十大死亡原因中，与高血压、高血糖相关的死亡人数占总死亡人数的27%。

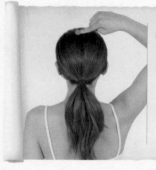

壹 百会

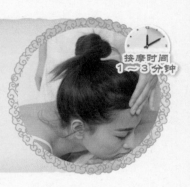

按摩时间
1～3分钟

- **定位** 位于头部，前发际正中直上5寸，两耳尖连线中点处。
- **按摩** 用拇指指腹按揉百会穴，力度适中，以有酸胀感为度。

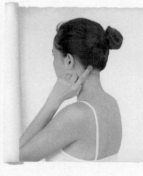

贰 风池

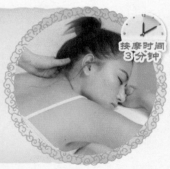

按摩时间
3分钟

- **定位** 位于项部，枕骨之下，与风府相平，胸锁乳突肌与斜方肌上端之间的凹陷处。
- **按摩** 用拇指按揉风池穴，力度适中，以有酸胀感为度。

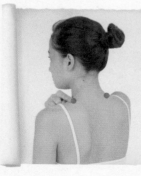

叁 肩井

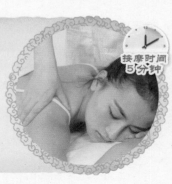

按摩时间
5分钟

- **定位** 位于肩上，前直乳中，大椎与肩峰端连线的中点上。
- **按摩** 用拇指指腹按揉肩井穴，力度适中，以有酸胀感为度。

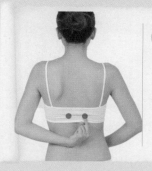

肆 胆俞

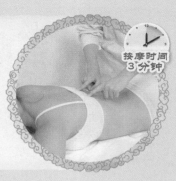

按摩时间
3分钟

- ● **定位** 位于背部,当第十胸椎棘突下,旁开1.5寸。
- ● **按摩** 用食指指尖按揉胆俞穴,并向左、右两侧拨动经脉,力度略重。

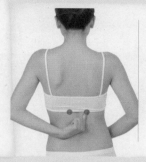

伍 脾俞

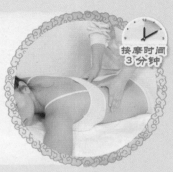

按摩时间
3分钟

- ● **定位** 位于背部,当第十一胸椎棘突下,旁开1.5寸。
- ● **按摩** 用拇指指尖掐按脾俞穴,并向左、右两侧拨动经脉,力度略重。

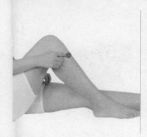

陆 足三里

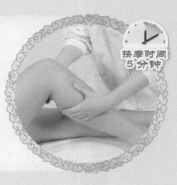

按摩时间
5分钟

- ● **定位** 位于小腿前外侧,犊鼻下3寸,距胫骨前缘一横指(中指)。
- ● **按摩** 用拇指指尖按揉足三里穴,以有酸胀感,力度略重。

穴位治病解析

　　百会提神醒脑;风池平肝息风、通利官窍;肩井消炎止痛、祛风解毒;胆俞外散胆腑之热;脾俞健脾和胃、利湿升清;足三里生发胃气、燥化脾湿。六穴配伍,可降压降糖。

消除疲劳

——精力充沛身体棒

　　由于现代社会生活节奏快，造成身体疲劳的原因也较为复杂。一般将疲劳分为体力疲劳、脑力疲劳、病理性疲劳、精神性疲劳四种。人经常疲劳主要是因为身体营养不均衡、免疫力低下所致。

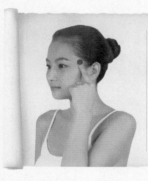

壹 太阳

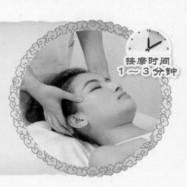

按摩时间
1～3分钟

- **定位** 位于颞部，眉梢与目外眦之间，向后一横指的凹陷处。
- **按摩** 用拇指指腹按揉太阳穴，做环状运动，力度适中，感觉酸胀即可。

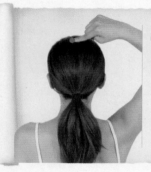

贰 百会

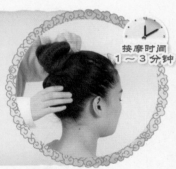

按摩时间
1～3分钟

- **定位** 位于头部，前发际正中直上5寸，两耳尖连线中点处。
- **按摩** 用食指指腹来回推揉百会穴，以有酸胀感为宜。

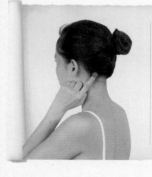

叁 风池

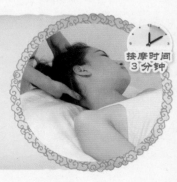

按摩时间
3分钟

- **定位** 位于项部，枕骨之下，与风府相平，胸锁乳突肌与斜方肌上端之间的凹陷处。
- **按摩** 用拇指指尖垂直掐按风池穴，以有酸胀感为宜。

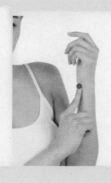

肆 神门

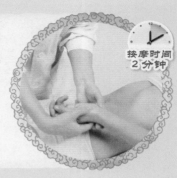

- ● **定位** 位于腕部腕掌侧横纹尺侧端，尺侧腕屈肌腱桡侧凹陷处。
- ● **按摩** 用拇指指腹推按神门穴，有酸胀感即可，力度适中。

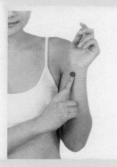

伍 内关

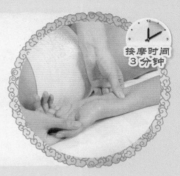

- ● **定位** 位于前臂掌侧，曲泽与大陵的连线上，腕横纹上 2 寸，掌长肌腱与桡侧腕屈肌腱之间。
- ● **按摩** 用拇指推按内关穴。

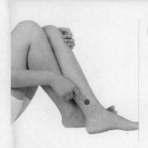

陆 三阴交

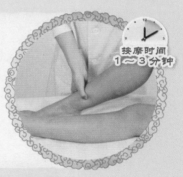

- ● **定位** 位于小腿内侧，足内踝尖上 3 寸，胫骨内侧缘后方。
- ● **按摩** 用拇指指尖垂直掐按三阴交穴，应力度稍重，有酸胀感即可。

穴位治病解析

　　太阳清肝明目、通络止痛；百会提神醒脑；风池平肝息风、通利官窍；神门宁心安神；内关宁心安神、理气止痛；三阴交健脾利湿、补益肝肾。六穴配伍，可消除疲劳。

清热泻火

—— 调节脏腑不上火

　　生活中，我们时常会因为火气旺盛而导致口腔溃疡、便秘等症状，俗称上火。引起上火的因素很多，情绪波动过大、中暑、嗜烟酒，过食葱、姜、蒜、辣椒等辛辣之品，或缺少睡眠等都会上火。研究表明：刺激人体穴位可以调节脏腑，活血化瘀，促进机体的疏导和泄泻，达到清热泻火的效果。

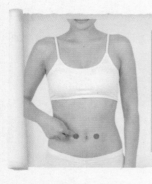

壹 天枢

- **定位** 位于腹中部，距脐中2寸。
- **按摩** 用拇指指腹按揉天枢穴，以局部感到舒适、皮肤潮红为度。

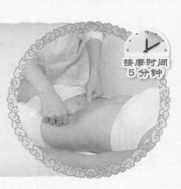

按摩时间 5分钟

贰 足三里

- **定位** 位于小腿前外侧，当犊鼻下3寸，距胫骨前缘一横指（中指）。
- **按摩** 用拇指掐按足三里穴，以有温热感为度。

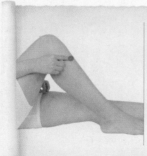
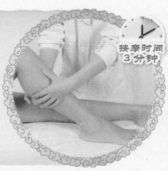

按摩时间 3分钟

叁 三阴交

- **定位** 位于小腿内侧，当足内踝尖上3寸，胫骨内侧缘后方。
- **按摩** 用拇指指腹按揉三阴交穴，以穴位处皮肤潮红为度。

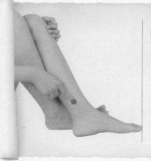
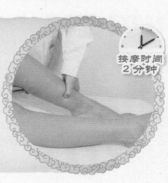

按摩时间 2分钟

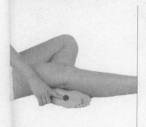

肆 涌泉

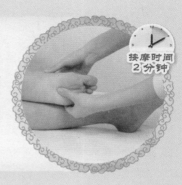

按摩时间 2分钟

- **定位** 位于足底部，蜷足时足前部凹陷处，约当足底二、三趾趾缝纹头端与足跟连线的前1/3与后2/3交点上。
- **按摩** 用拇指按揉涌泉穴。

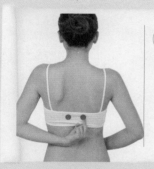

伍 肝俞

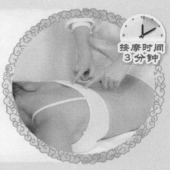

按摩时间 3分钟

- **定位** 位于背部，当第九胸椎棘突下，旁开1.5寸。
- **按摩** 用食指指腹稍用力点按肝俞穴，至感觉局部温热舒适为宜。

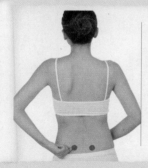

陆 大肠俞

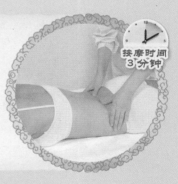

按摩时间 3分钟

- **定位** 位于腰部，当第四腰椎棘突下，旁开1.5寸。
- **按摩** 用拇指指腹稍用力按揉大肠俞穴，至感觉局部温热舒适为宜。

穴位治病解析

　　天枢调理胃肠；足三里生发胃气、燥化脾湿；三阴交健脾利湿、补益肝肾；涌泉散热、利咽、清头目；肝俞疏肝利胆、降火止痉；大肠俞理气降逆、调和肠胃。六穴配伍，可清热泻火。

延年益寿

——寿比南山乐天年

寿命长短与多种因素有关，良好的行为和生活方式对人的寿命的影响远比基因、遗传要大得多。心态良好，适当参加运动，坚持合理健康的饮食方式，都是可以帮助我们延年益寿的。

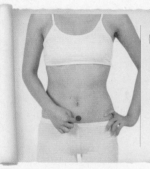

壹 关元

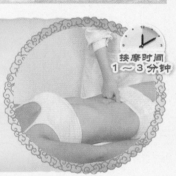

按摩时间
1～3分钟

- **定位** 位于下腹部，前正中线上，当脐中下3寸。
- **按摩** 用拇指指腹从上往下按揉关元穴，可逐渐用力，以能承受为度。

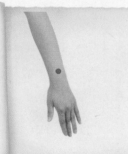

贰 养老

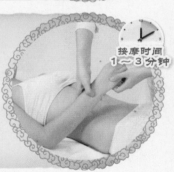

按摩时间
1～3分钟

- **定位** 位于前臂背面尺侧，尺骨小头近端桡侧凹陷中。
- **按摩** 用拇指指尖垂直掐按养老穴，力度略重，有酸胀感为佳。

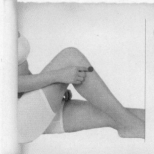

叁 足三里

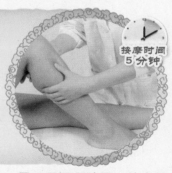

按摩时间
5分钟

- **定位** 位于小腿前外侧，犊鼻下3寸，距胫骨前缘一横指（中指）。
- **按摩** 用拇指指腹用力按揉足三里穴，有酸胀感为度。

●关元培元固本、降浊升清；养老清头明目、舒筋活络；足三里调理脾胃、补中益气、防病保健。三穴配伍，可以延年益寿。

美容养颜

——满面红光桃花开

爱美是女人的天性，好气色能为女人增添不少光彩。女人过了黄金年龄后，容颜极易衰老。刺激人体某些穴位可以调节脏腑，改善皮肤微循环，有消斑、美肤的效果。

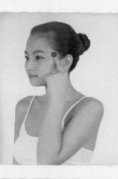

壹 太阳

- **定位** 位于颞部，眉梢与目外眦之间，向后约一横指的凹陷处。

- **按摩** 用食指和中指指腹按揉太阳穴，力度适中。

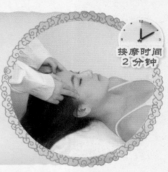

按摩时间 2分钟

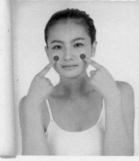

贰 颧髎

- **定位** 位于面部，目外眦直下，颧骨下缘凹陷处。

- **按摩** 用拇指指腹推揉颧髎穴，由下往上推揉。

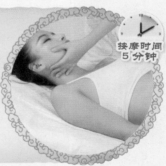

按摩时间 5分钟

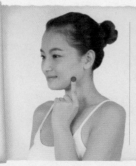

叁 颊车

- **定位** 位于面颊部，下颌角前上方约一横指，咀嚼时咬肌隆起，按之凹陷处。

- **按摩** 用四指指腹推揉颊车穴，由下往上推揉。

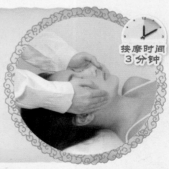

按摩时间 3分钟

● 太阳清肝明目、通络止痛；颧髎清热消肿、祛风镇痉；颊车活络止痛、祛风清热。三穴配伍，可美容养颜。

丰胸美乳
——双峰美挺又健康

现在社会上有很多良莠不齐的丰胸方法，操作不当或盲目跟进都可能有反面效果。中医学上，乳房的发育与脏腑、气血等有密切关系，想要促进乳房的发育，要养好身体，保持愉悦的心情，加上适当的按摩、艾灸等，就能够快速丰满胸部。

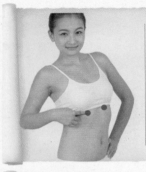

壹 乳根

- **定位** 位于胸部，乳头直下，乳房根部，第五肋间隙，距前正中线4寸。
- **艾灸** 用艾条回旋灸乳根穴，热力要能够深入体内。

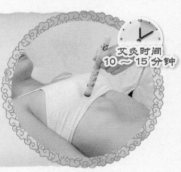

艾灸时间 10～15分钟

贰 中脘

- **定位** 位于上腹部，前正中线上，当脐中上4寸。
- **艾灸** 将燃着的艾灸盒放于中脘穴灸治，以穴位上皮肤潮红为度。

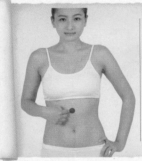

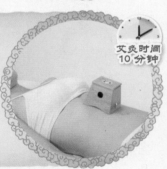

艾灸时间 10分钟

叁 足三里

- **定位** 位于小腿前外侧，犊鼻下3寸，距胫骨前缘一横指（中指）。
- **艾灸** 用艾条温和灸足三里穴，至局部温热舒适为宜。

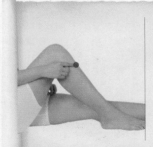

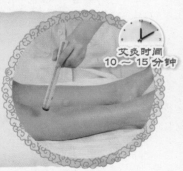

艾灸时间 10～15分钟

● 乳根燥化脾湿；中脘健脾化湿、促进消化；足三里强身健体，是保健要穴之一。三穴配伍，可丰胸美乳。

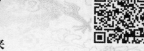

瘦身降脂
——调出曲线身材来

　　由于现代物质极大丰富和生活条件的极为优越，使得现代人身体的能量摄入与能量消耗，形成了严重的不平衡——"入"常常大于"出"，这是导致很多人发胖的根本原因。

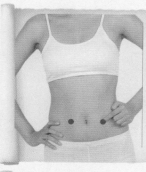

壹 大横

● **定位** 位于腹中部，距脐中4寸。

● **艾灸** 点燃艾灸盒灸治大横穴，以感到舒适无灼痛感、皮肤潮红为度。

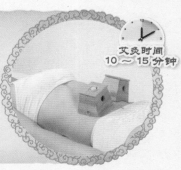

艾灸时间 10～15分钟

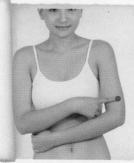

贰 手五里

● **定位** 位于臂外侧，曲池与肩连线上，曲池上3寸处。

● **艾灸** 用艾条回旋灸手五里穴，以出现明显的循经感传现象为佳。

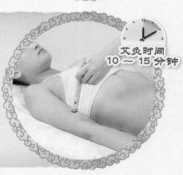

艾灸时间 10～15分钟

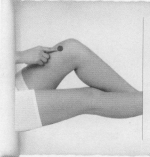

叁 血海

● **定位** 屈膝，位于大腿内侧，髌底内侧端上2寸，股四头肌内侧头的隆起处。

● **艾灸** 用艾条温和灸血海穴，以施灸部位出现红晕为度。

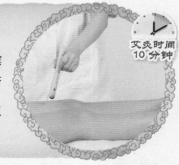

艾灸时间 10分钟

●大横除湿散结、理气健脾、通调肠胃；手五里理气散结、通经活络；血海健脾化湿、调经统血。三穴配伍，可以瘦身降脂。

调经止带

——调好经带少烦恼

　　每个月有那么几天，都是女性颇为烦恼的日子。有规律、无疼痛地度过了还算好，如果碰到不按规律"办事"的时候，的确够让女性朋友们烦的。当出现月经不调、白带增多有异味等症状时，女性朋友应及时到医院检查身体。

经穴养——要美丽，更要健康

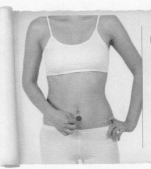

壹 气海

- **定位** 位于下腹部，前正中线上，当脐中下1.5寸。
- **艾灸** 点燃艾灸盒灸治气海穴，以穴位处皮肤潮红为度。

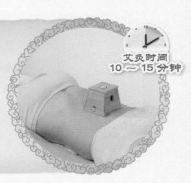

艾灸时间 10～15分钟

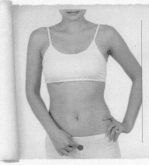

贰 中极

- **定位** 位于下腹部，前正中线上，当脐中下4寸。
- **艾灸** 点燃艾灸盒灸治中极穴，热力要能够深入体内，直达病所。

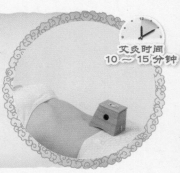

艾灸时间 10～15分钟

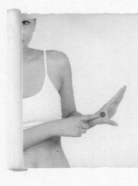

叁 合谷

- **定位** 位于手背，第一、二掌骨间，第二掌骨桡侧的中点处。
- **艾灸** 用艾条温和灸合谷穴，以施灸部位出现红晕为度。

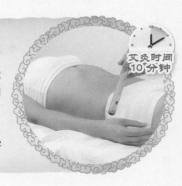

艾灸时间 10分钟

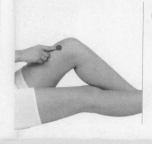

肆 血海

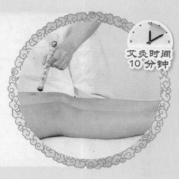

艾灸时间
10 分钟

- **定位** 屈膝,位于大腿内侧,髌底内侧端上2寸,股四头肌内侧头的隆起处。

- **艾灸** 用艾条温和灸血海穴,以出现循经感传现象为佳。

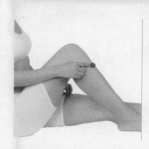

伍 足三里

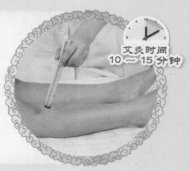

艾灸时间
10 ~ 15 分钟

- **定位** 位于小腿前外侧,犊鼻下3寸,距胫骨前缘一横指(中指)。

- **艾灸** 用艾条悬灸足三里穴,以施灸部位出现红晕为度。

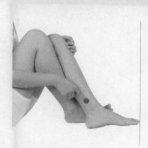

陆 三阴交

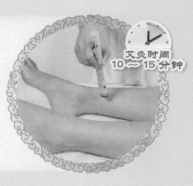

艾灸时间
10 ~ 15 分钟

- **定位** 位于小腿内侧,当足内踝尖上3寸,胫骨内侧缘后方。

- **艾灸** 用艾条悬灸三阴交穴,至感觉局部温热舒适而不灼烫为宜。

穴位治病解析

　　气海益气助阳、调经固经;中极益肾助阳、通经止带;合谷镇静止痛、通经活络;血海健脾化湿、调经统血;足三里强身健体,是保健要穴之一;三阴交健脾利湿、补益肝肾。六穴配伍,可调经止带。

排毒通便
——排出毒素一身轻

　　近年来，患便秘的中青年人呈明显上升趋势，工作压力大，心理上过度紧张，加上缺乏身体锻炼，活动量小，都是导致便秘的主要原因。便秘会导致毒素在体内堆积，影响身体健康。

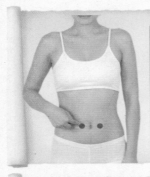

壹 天枢

- **定位** 位于腹中部, 距脐中2寸。
- **艾灸** 点燃艾灸盒灸治天枢穴，至感觉局部温热舒适而不灼烫为宜。

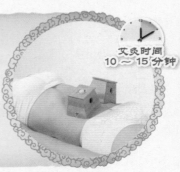

艾灸时间
10～15分钟

贰 中脘

- **定位** 位于上腹部，前正中线上，当脐中上4寸。
- **艾灸** 将燃着的艾灸盒放于中脘穴灸治，以穴位上皮肤潮红为度。

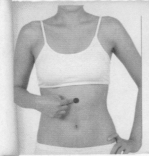

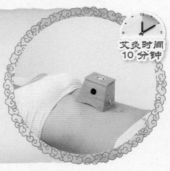

艾灸时间
10分钟

叁 上巨虚

- **定位** 位于小腿前外侧，犊鼻下6寸，距胫骨前缘一横指（中指）。
- **艾灸** 用艾条悬灸上巨虚穴，以感到舒适无灼痛感为度。

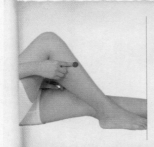

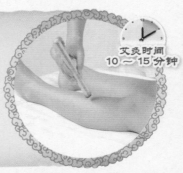

艾灸时间
10～15分钟

●天枢调理胃肠、消炎止泻、通利大便；中脘健脾化湿、促进消化；上巨虚调和肠胃、通经活络。三穴配伍，可排毒通便。

气虚体质

——疲乏无力出虚汗

气虚体质的人对环境的适应能力差，遇到气候变化、季节转换很容易感冒，冬天怕冷，夏天怕热。脾气虚主要表现为胃口不好，饭量小，经常腹胀，大便困难，每次一点点。也有胃强脾弱的情况，表现为食欲很好，食速很快。

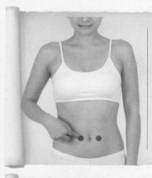

壹 天枢

● **定位** 位于腹中部，距脐中2寸。

● **艾灸** 点燃艾灸盒灸治天枢穴，热力要能够深入体内，直达病所。

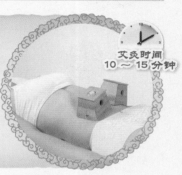

艾灸时间 10～15分钟

贰 关元

● **定位** 位于下腹部，前正中线上，当脐中下3寸。

● **艾灸** 点燃艾灸盒灸治关元穴，以感到舒适无灼痛感、皮肤潮红为度。

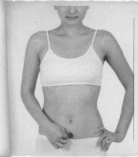

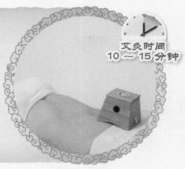

艾灸时间 10～15分钟

叁 足三里

● **定位** 位于小腿前外侧，犊鼻下3寸，距胫骨前缘一横指（中指）。

● **艾灸** 用艾条悬灸足三里穴，至局部皮肤潮红为止。

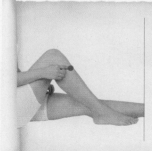

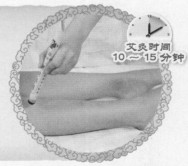

艾灸时间 10～15分钟

●天枢调理胃肠、消炎止泻、通利大便；关元固本培元、降浊升清；足三里调理脾胃、补中益气、防病保健。三穴配伍，可有效改善气虚体质。

阴虚体质

——舌红苔少口干燥

阴虚体质，实质是身体阴液不足。阴虚内热反映为胃火旺，能吃能喝，却怎么也不会胖，虽然看起来瘦瘦的，但是形体往往紧凑精悍，肌肉松弛。阴虚的人还会"五心烦热"——手心、脚心、胸中发热，但是体温正常。

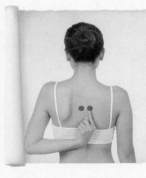

壹 心俞

- **定位** 位于背部，当第五胸椎棘突下，旁开1.5寸。
- **刮痧** 用面刮法从上而下刮拭心俞穴，力度适中，手法连贯，以出痧为度。

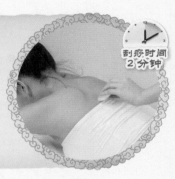

刮痧时间 2分钟

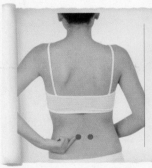

贰 肾俞

- **定位** 位于腰部，当第二腰椎棘突下，旁开1.5寸。
- **刮痧** 用面刮法由内向外刮拭肾俞穴，力度由轻渐重，以出痧为度。

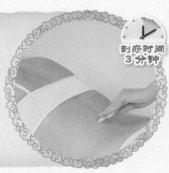

刮痧时间 3分钟

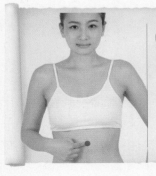

叁 中脘

- **定位** 位于上腹部，前正中线上，当脐中上4寸。
- **刮痧** 用角刮法从上而下刮拭中脘穴，一直刮至脐上，中间不宜停顿，可不出痧。

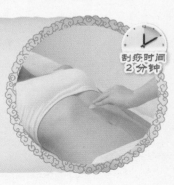

刮痧时间 2分钟

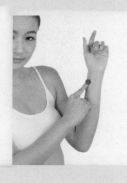

肆 列缺

- **定位** 位于前臂桡侧缘，桡骨茎突上方，腕横纹上1.5寸，当肱桡肌与拇长展肌腱之间。
- **刮痧** 用角刮法刮拭列缺穴，避开骨头，可不出痧。

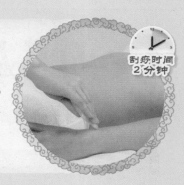

刮痧时间
2分钟

伍 太渊

- **定位** 位于腕掌侧横纹桡侧，桡动脉搏动处。
- **刮痧** 用角刮法从上向下刮拭太渊穴，力度适中，以皮肤潮红发热为度。

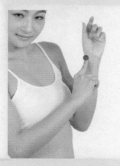

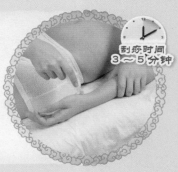

刮痧时间
3～5分钟

陆 三阴交

- **定位** 位于小腿内侧，当足内踝尖上3寸，胫骨内侧缘后方。
- **刮痧** 用面刮法从上向下刮拭三阴交穴，以出痧为度。

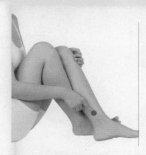

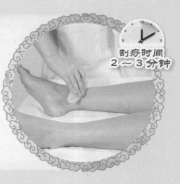

刮痧时间
2～3分钟

穴位治病解析

　　心俞宽胸理气、通络安神；肾俞益肾助阳；中脘健脾化湿、促消化；列缺止咳平喘、通经活络；太渊止咳化痰、通调血脉；三阴交健脾利湿、补益肝肾。六穴配伍，可有效改善阴虚体质。

阳虚体质

——手足冰冷勿食凉

阳虚体质典型的特征是怕冷、手脚冰凉，容易腹泻。阳虚没有火力，水谷转化不彻底，就会经常拉肚子，最严重的是吃进去的食物不经消化就排泄出来。

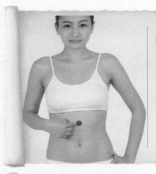

壹 中脘

- **定位** 位于上腹部，前正中线上，当脐中上4寸。
- **艾灸** 点燃艾灸盒灸治中脘穴，至感觉局部温热舒适而不灼烫为宜。

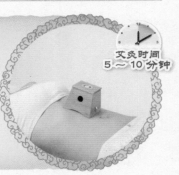

艾灸时间 5～10分钟

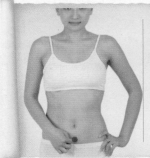

贰 关元

- **定位** 位于下腹部，前正中线上，当脐中下3寸。
- **艾灸** 点燃艾灸盒灸治关元穴，以有温热感为度。

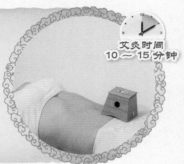

艾灸时间 10～15分钟

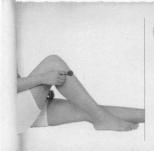

叁 足三里

- **定位** 位于小腿前外侧，犊鼻下3寸，距胫骨前缘一横指（中指）。
- **艾灸** 用艾条悬灸足三里穴，以有温热感为度。

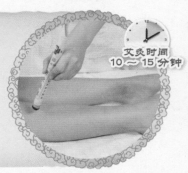

艾灸时间 10～15分钟

● 中脘健脾化湿、促消化；关元固本培元、导赤通淋；足三里生发胃气、燥化脾湿。三穴配伍，可改善阳虚体质。

湿热体质

——满面油光粉刺多

通常所说的湿热多指脾胃的湿热，可见脘闷腹满，恶心厌食，便溏稀，尿短赤，舌质偏红，苔黄腻，脉濡数。湿热体质者性情急躁、容易发怒，不能忍受湿热环境，易患黄疸、火热证、痈疮和疖肿等。

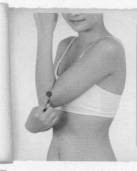

壹 曲池

- **定位** 位于肘横纹外侧端，屈肘，当尺泽与肱骨外上髁连线中点。
- **按摩** 用拇指指腹按揉曲池穴，力度由轻渐重。

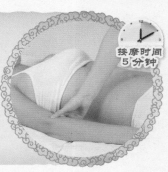

按摩时间 5分钟

贰 中脘

- **定位** 位于上腹部，前正中线上，当脐中上4寸。
- **按摩** 用手指指腹按揉中脘穴，力道略轻，做环状运动。

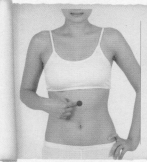
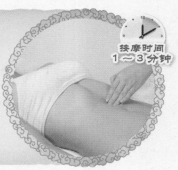

按摩时间 1～3分钟

叁 阴陵泉

- **定位** 位于小腿内侧，当胫骨内侧髁后下方凹陷处。
- **按摩** 用拇指指腹按压阴陵泉穴，力度宜重。

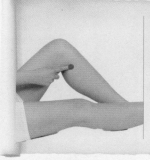
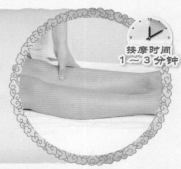

按摩时间 1～3分钟

●曲池清热和营、降逆活络；中脘健脾化湿；阴陵泉清脾理热、宣泄水液。三穴配伍，可改善湿热体质。

痰湿体质

——汗多水肿体形胖

痰湿体质的人多数容易发胖，而且不喜欢喝水；舌体胖大、舌苔偏厚，女性常见的还有经迟、经少、闭经；形体动作、情绪反应、说话速度显得缓慢迟钝，似乎连眨眼都比别人慢；经常胸闷、头昏脑涨、头重、嗜睡、身体沉重、汗多。

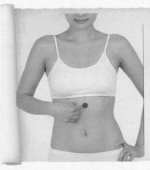

壹 上脘

- **定位** 位于上腹部，前正中线上，当脐中上5寸。
- **艾灸** 点燃艾灸盒灸治上脘穴，热力要能够深入体内，直达病所。

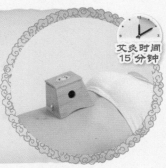

艾灸时间 15分钟

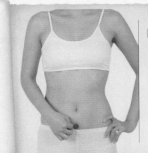

贰 关元

- **定位** 位于下腹部，前正中线上，当脐中下3寸。
- **艾灸** 点燃艾灸盒灸治关元穴，至局部皮肤潮红为止。

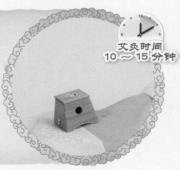

艾灸时间 10～15分钟

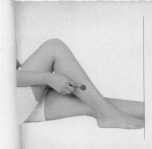

叁 丰隆

- **定位** 位于小腿前外侧，外踝尖上8寸，条口穴外，距胫骨前缘二横指（中指）。
- **艾灸** 用艾条温和灸丰隆穴，以施灸部位出现红晕为度。

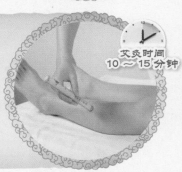

艾灸时间 10～15分钟

● 上脘健脾利湿、健胃消食；关元培元固本、降浊升清；丰隆化痰祛湿。三穴配伍，可调理痰湿体质。

因人异——调理8种体质偏颇

血瘀体质
——面唇紫暗多疼痛

血瘀体质就是全身性的血液流通不畅，多见形体消瘦、皮肤干燥。血瘀体质者很难见到白白净净、清清爽爽的面容，经常表情抑郁、呆板，面部肌肉不灵活，健忘，记忆力下降等。而且因为肝气不舒展，还经常心烦易怒。

壹 血海

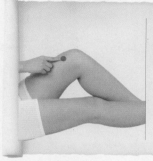

- **定位** 屈膝，位于大腿内侧，髌底内侧端上2寸，股四头肌内侧头的隆起处。
- **艾灸** 用艾条温和灸血海穴，以感到舒适为度。

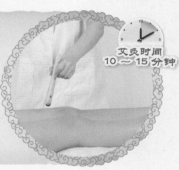

艾灸时间 10～15分钟

贰 膈俞

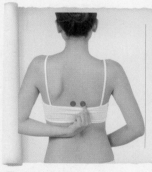

- **定位** 位于背部，当第七胸椎棘突下，旁开1.5寸。
- **艾灸** 将燃着的艾灸盒放于膈俞穴上灸治，至感觉局部温热舒适而不灼烫为宜。

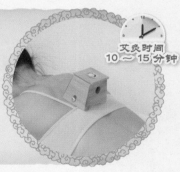

艾灸时间 10～15分钟

叁 合谷

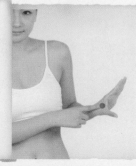

- **定位** 位于手背，第一、二掌骨间，第二掌骨桡侧的中点处。
- **艾灸** 用艾条温和灸合谷穴，以感到舒适无灼痛感、皮肤潮红为度。

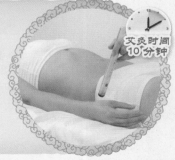

艾灸时间 10分钟

● 血海活血化瘀；膈俞活血理气、调理脾胃；合谷镇静止痛、活血化瘀。三穴配伍，可改善血瘀体质。

气郁体质

——多愁善感忧郁状

人体的气主要与肾、脾、胃、肺的生理功能密切相关。气郁多由忧郁烦闷、心情不舒畅所致。气郁体质者平素性情急躁易怒，或忧郁寡欢，一旦生病则胸胁胀痛、胃脘胀痛、反吐酸水、呃逆嗳气、头晕目眩。

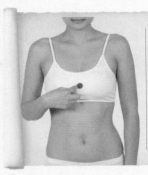

壹 膻中

● **定位** 位于胸部，前正中线上，平第四肋间，两乳头连线的中点。

● **艾灸** 用艾条回旋灸膻中穴，热力要能够深入体内。

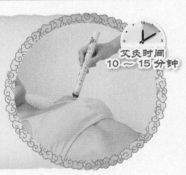

艾灸时间 10～15分钟

贰 中脘

● **定位** 位于上腹部，前正中线上，当脐中上4寸。

● **艾灸** 点燃艾灸盒灸治中脘穴，使皮肤有温热感而无灼痛感为度。

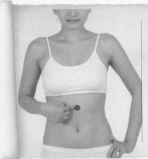

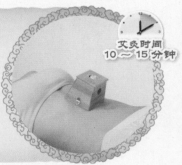

艾灸时间 10～15分钟

叁 太冲

● **定位** 位于足背侧，第一跖骨间隙的后方凹陷处。

● **艾灸** 用艾条温和灸太冲穴，至感觉局部温热舒适而不灼烫为宜。

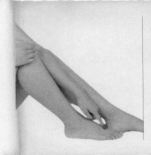

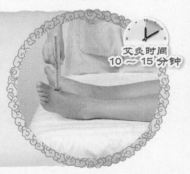

艾灸时间 10～15分钟

● 膻中活血通络、疏肝理气；中脘调和肝脾、促进消化；太冲疏肝养血、清利下焦。三穴配伍，可调理气郁体质。

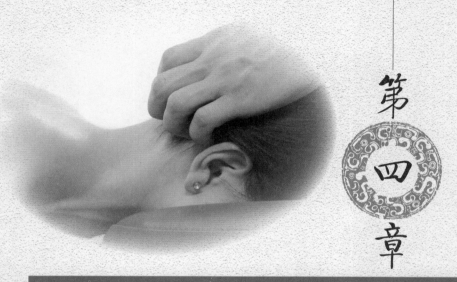

第四章

特效穴治病——既病防变

　　一般来说，疾病的转变要经过由表入里、由轻变重、由简单到复杂的过程。因此，在防治疾病时，早期做到有效的治疗，让疾病没有发展的余地，那么机体恢复的速度就会快很多，患了病，也不会有"病来如山倒，病去如抽丝"的感觉了。如何做到早期的治疗呢？跟着本章走，时刻掌握健康的"主动权"，让病去也如山倒般那么快。

感冒
—— 风寒风热辨证疗

感冒是由病毒引起的上呼吸道感染。症状以鼻塞、喷嚏、流涕、咳嗽、咽痛、头痛、全身酸痛、乏力、怕冷等为主。四季均可发病，但以冬、春季节为多见。本病易在气候骤变时发生，如感受寒冷、淋雨等均可诱发。

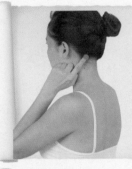

壹 中脘

- **定位** 位于项部，枕骨之下，与风府相平，胸锁乳突肌与斜方肌上端之间凹陷处。
- **按摩** 用拇指和食指如钳形相对拿捏风池穴力度适中。

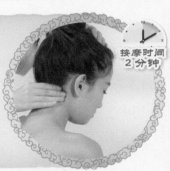

按摩时间 2 分钟

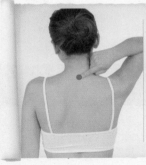

贰 大椎

- **定位** 位于后正中线上，第七颈椎棘突下凹陷中。
- **按摩** 用食指和中指指腹用力点按大椎穴，有特别酸、胀、微痛的感觉。

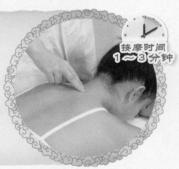

按摩时间 1~3 分钟

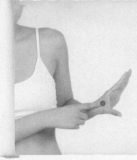

叁 合谷

- **定位** 位于手背，第一、二掌骨间，第二掌骨桡侧的中点处。
- **按摩** 手掌轻握拳，用拇指指腹垂直按压合谷穴，有酸胀痛感为佳。

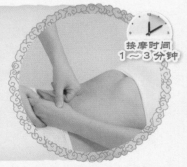

按摩时间 1~3 分钟

● 风池平肝息风、通利官窍；大椎祛风散寒、截疟止痛；合谷解表散寒、通络止痛。三穴配伍，可以有效缓解感冒症状。

咳嗽

——常按肺俞和定喘

咳嗽是一种呼吸道常见的突发性症状，通常伴随着声音。咳嗽具有清除呼吸道异物和分泌物的保护性作用，所以咳嗽也是机体防御外邪入侵的一种反应。然而长期干咳就会破坏呼吸道，伤害身体。

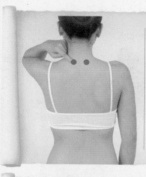

壹 定喘

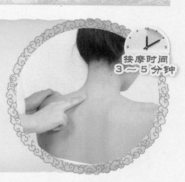

按摩时间 3～5分钟

- **定位** 位于背部，当第七颈椎棘突下，旁开0.5寸。
- **按摩** 将食指、中指并拢，指腹附着在定喘穴上，做环形有规律的按揉，力度适中。

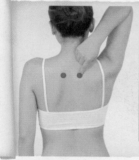

贰 肺俞

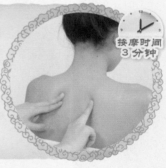

按摩时间 3分钟

- **定位** 位于背部，当第三胸椎棘突下，旁开1.5寸。
- **按摩** 将食指紧并于中指手指前端，放于肺俞穴上，以环形按揉。

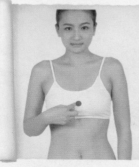

叁 膻中

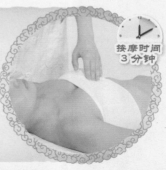

按摩时间 3分钟

- **定位** 位于胸部，前正中线上，平第四肋间，两乳头连线的中点。
- **按摩** 将食指、中指、无名指指腹放于膻中穴上按揉。

● 定喘止咳平喘、通宣理肺；肺俞内应肺脏，为治疗肺脏疾病的重要俞穴；膻中宽胸理气、生津增液。三穴配伍，可以有效缓解咳嗽症状。

肺炎
——寒战高热兼咳痰

肺炎是由细菌或病毒引起的急性肺部炎症，多种细菌、真菌、病毒、寄生虫、化学物质、过敏等因素均能引起肺炎。肺炎按照发病部位，可分为大叶性、小叶性和间质性肺炎，尤其以大叶性肺炎居多。大叶性肺炎病变起始于局部肺泡，并迅速蔓延至一个肺段或整个大叶。肺炎一般多发于冬春两季。

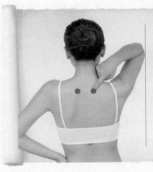

壹 风门

- **定位** 位于背部，当第二胸椎棘突下，旁开1.5寸。
- **艾灸** 点燃艾灸盒灸治风门穴，以皮肤出现红晕、有热感为度。

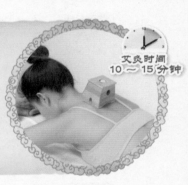

艾灸时间
10～15分钟

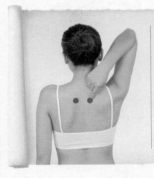

贰 肺俞

- **定位** 位于背部，当第三胸椎棘突下，旁开1.5寸。
- **艾灸** 点燃艾灸盒灸治肺俞穴，以皮肤出现红晕、有热感为度。

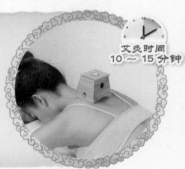

艾灸时间
10～15分钟

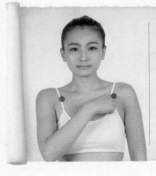

叁 中府

- **定位** 位于胸前壁的外上方，云门下1寸，平第一肋间隙，距前正中线6寸。
- **艾灸** 用艾条回旋灸中府穴，热力要能够深入体内。

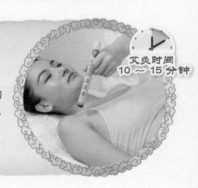

艾灸时间
10～15分钟

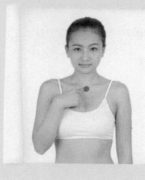

肆 天突

- **定位** 位于颈部，前正中线上，胸骨上窝中央。
- **艾灸** 用艾条温和灸天突穴，以施灸部位出现红晕为度。

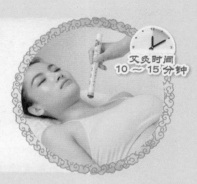

艾灸时间
10～15分钟

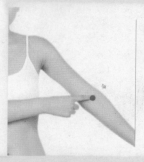

伍 尺泽

- **定位** 位于肘横纹中，肱二头肌腱桡侧凹陷处。
- **艾灸** 用艾条温和灸尺泽穴，至感觉局部温热舒适为宜。

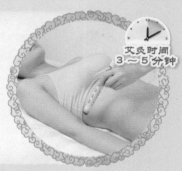

艾灸时间
3～5分钟

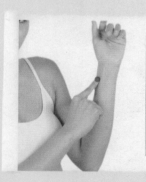

陆 列缺

- **定位** 位于前臂桡侧缘，桡骨茎突上方，腕横纹上1.5寸，肱桡肌与拇长展肌腱之间。
- **艾灸** 用艾条温和灸列缺穴，以出现循经感传现象为佳。

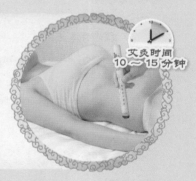

艾灸时间
10～15分钟

穴位治病解析

　　风门宣通肺气、清热止痛；肺俞内应肺脏，为治疗肺脏疾病的重要俞穴；中府清泻肺热、止咳平喘；天突理气平喘；尺泽清肺热、平喘咳；列缺止咳平喘、通经活络。六穴配伍，可以有效改善肺炎症状。

支气管炎

—— 气促痰鸣为主症

支气管炎是指气管、支气管黏膜及其周围组织的慢性非特异性炎症。支气管炎有急、慢性之分。两者都是由病毒和细菌感染，或因物理、化学因素的刺激而引起的急性炎症。急性支气管炎主要症状是咳嗽、胸骨后疼痛，偶尔也有哮鸣音和气急。

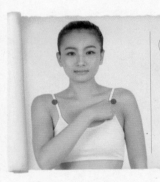

壹 中府

● **定位** 位于胸前壁的外上方，云门下1寸，平第一肋间隙，距前正中线6寸。

● **按摩** 将拇指指腹放在中府穴上，适当用力按揉。

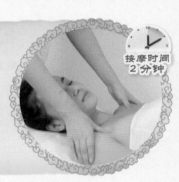

按摩时间
2分钟

贰 膻中

● **定位** 位于胸部，前正中线上，平第四肋间，两乳头连线中点。

● **按摩** 将手掌放在膻中穴上，适当用力按揉。

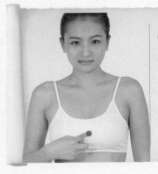
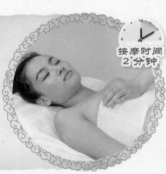

按摩时间
2分钟

叁 尺泽

● **定位** 位于肘横纹中，肱二头肌桡侧凹陷处。

● **按摩** 将拇指放在尺泽穴上，适当用力按揉，以酸胀为佳，双手交替进行。

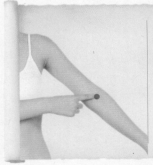
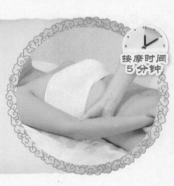

按摩时间
5分钟

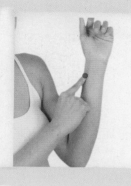

肆 列缺

- **定位** 位于前臂桡侧缘，桡骨茎突上方，腕横纹上1.5寸，肱桡肌与拇长展肌腱之间。

- **按摩** 用拇指指腹按压列缺穴，以潮红发热为佳。

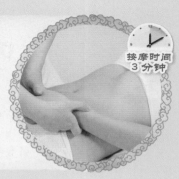

按摩时间 3分钟

伍 丰隆

- **定位** 位于小腿前外侧，外踝尖上8寸，条口穴外，距胫骨前缘二横指（中指）。

- **按摩** 将拇指放于丰隆穴上，其余四指半握附于腿上按揉。

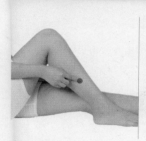

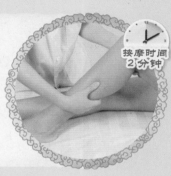

按摩时间 2分钟

陆 涌泉

- **定位** 位于足底部，蜷足时足前部凹陷处，约足底二、三趾趾缝纹头端与足跟连线的前1/3与后2/3交点上。

- **按摩** 四指并拢按压涌泉穴。

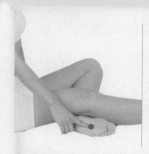

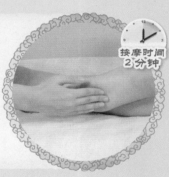

按摩时间 2分钟

穴位治病解析

　　中府清泻肺热、止咳平喘；膻中活血通络、清肺宽胸；尺泽清肺热、平喘咳；列缺止咳平喘、通经活络；丰隆健脾祛湿、化痰；涌泉散热、利咽、清头目。六穴配伍，可有效缓解支气管炎症状。

哮喘
——喘息气促呼吸难

哮喘是指喘息、气促、咳嗽、胸闷等症状突然发生，或原有症状急剧加重，常有呼吸困难，以呼气量降低为其发病特征，这些症状经常在患者接触烟雾、香水、油漆、灰尘、宠物、花粉等刺激性气体或变应原之后发作。

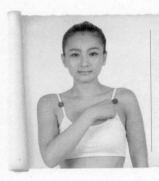

壹 中府

- **定位** 位于胸前壁的外上方，云门下1寸，平第一肋间隙，距前正中线6寸。
- **艾灸** 用艾条温和灸中府穴，有温热感为度。

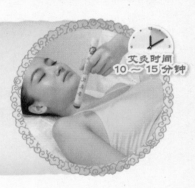

艾灸时间 10～15分钟

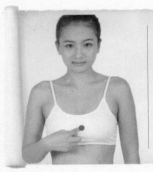

贰 膻中

- **定位** 位于胸部，前正中线上，平第四肋间，两乳头连线中点。
- **艾灸** 用艾条温和灸膻中穴，至局部温热舒适为宜。

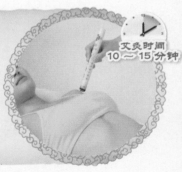

艾灸时间 10～15分钟

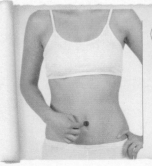

叁 神阙

- **定位** 位于腹中部，脐中央。
- **艾灸** 点燃艾灸盒灸治神阙穴，以感到舒适、无灼痛感、皮肤潮红为度。

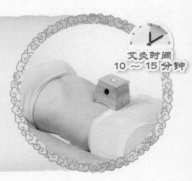

艾灸时间 10～15分钟

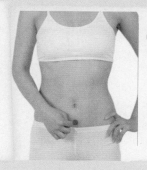

肆 关元

- **定位** 位于下腹部，前正中线上，当脐中下3寸。
- **艾灸** 点燃艾灸盒灸治关元穴，以穴位皮肤潮红为度。

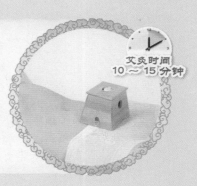

艾灸时间
10～15分钟

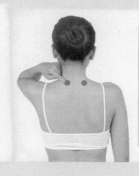

伍 定喘

- **定位** 位于背部，当第七颈椎棘突下，旁开0.5寸。
- **艾灸** 点燃艾灸盒灸治定喘穴，以施灸部位出现深红晕为度。

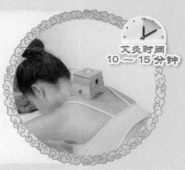

艾灸时间
10～15分钟

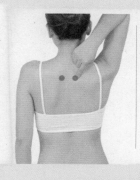

陆 肺俞

- **定位** 位于背部，当第三胸椎棘突下，旁开1.5寸。
- **艾灸** 点燃艾灸盒灸治肺俞穴，以达至受灸者能忍受的最大热度为佳。

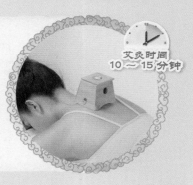

艾灸时间
10～15分钟

穴位治病解析

　　中府清泻肺热、止咳平喘；膻中活血通络、清肺宽胸；神阙通经行气；关元固本培元、导赤通淋；定喘止咳平喘；肺俞内应肺脏，为治疗肺脏疾病的重要俞穴。六穴配伍，可有效缓解哮喘症状。

胸闷
—— 自觉胸内憋闷感

胸闷，是一种自觉胸部闷胀不舒的感觉，轻者可能是神经性的，即心脏、肺的功能失调引起的，无明显的器质性病变。严重者为心肺二脏的疾患引起，可由冠心病、心肌供血不足或慢支炎、肺心病等导致，有器质性病变。

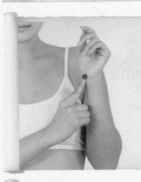

壹 大陵

- **定位** 位于腕掌横纹的中点处，掌长肌腱与桡侧腕屈肌腱之间。
- **艾灸** 用艾条温和灸大陵穴，以出现循经感传现象为佳。

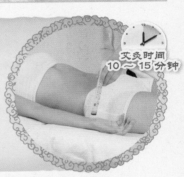

艾灸时间
10～15分钟

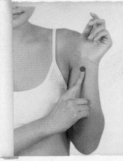

贰 内关

- **定位** 位于前臂掌侧，曲泽与大陵的连线上，腕横纹上2寸，掌长肌腱与桡侧腕屈肌腱之间。
- **艾灸** 用艾条回旋灸内关穴。

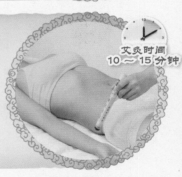

艾灸时间
10～15分钟

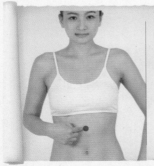

叁 中脘

- **定位** 位于上腹部，前正中线上，当脐中上4寸。
- **艾灸** 点燃艾灸盒灸治中脘穴，直至感觉局部温热舒适而不灼烫为宜。

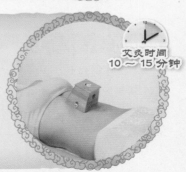

艾灸时间
10～15分钟

● 大陵清心宁神、宽胸和胃；内关宁心安神、理气止痛；中脘能调理中焦、行气活血、清热化滞。三穴配伍，有助于缓解胸闷症状。

胸膜炎

——咳嗽气急胸闷痛

胸膜炎又称肋膜炎，主要临床表现为胸痛、咳嗽、胸闷、气急，甚则呼吸困难，感染性胸膜炎或胸腔积液继发感染时，可有恶寒、发热。胸膜炎可由不同病因所致，伴有各疾病的临床表现。

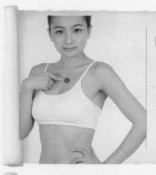

壹 彧中

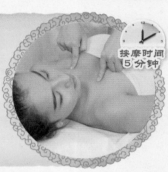

按摩时间 5分钟

- **定位** 位于胸部，第一肋间隙，前正中线旁开2寸。
- **按摩** 用双手食指指端按压彧中穴，先以顺时针的方向按揉，再以逆时针的方向按揉。

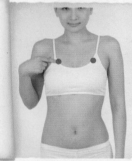

贰 膺窗

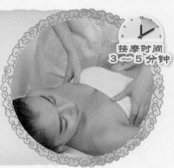

按摩时间 3～5分钟

- **定位** 位于胸部，第三肋间隙，距前正中线4寸。
- **按摩** 用拇指指腹按揉膺窗穴，按揉过程中以有酸麻胀痛感为佳。

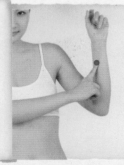

叁 郄门

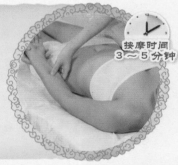

按摩时间 3～5分钟

- **定位** 位于前臂掌侧，曲泽与大陵的连线上，腕横纹上5寸。
- **按摩** 用拇指指腹按揉郄门穴，以局部潮红发热为度。

● 彧中止咳化痰、宽胸理气；膺窗止咳宁嗽、消肿清热；郄门宁心安神、清营和血。三穴配伍，可以有效缓解胸膜炎。

空调病

——口眼㖞斜受风寒

空调病又称空调综合征，指长时间在空调环境下工作学习的人，因空气不流通，环境不佳，出现鼻塞、头昏、打喷嚏、乏力、记忆力减退等症状，一般表现为疲乏无力、四肢肌肉关节酸痛、头痛、腰痛，严重者可引起口眼㖞斜。

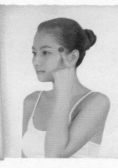

壹 太阳

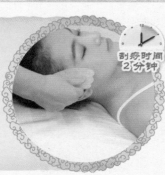

刮痧时间 2分钟

- **定位** 位于颞部，眉梢与目外眦之间，向后约一横指的凹陷处。
- **刮痧** 用刮痧板面侧由浅入深缓慢地着力，然后轻缓提起，一起一伏。

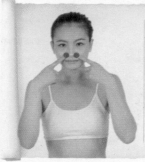

贰 迎香

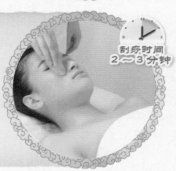

刮痧时间 2～3分钟

- **定位** 位于鼻翼外缘中点旁，鼻唇沟中。
- **刮痧** 以刮痧板厚边棱角为着力点，着力于迎香穴，施以旋转回环的连续刮拭动作。

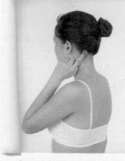

叁 风池

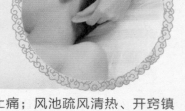

刮痧时间 2分钟

- **定位** 位于项部，枕骨之下，与风府相平，胸锁乳突肌与斜方肌上端之间的凹陷处。
- **刮痧** 用角刮法刮拭风池穴，刮至皮肤出现痧痕为止。

● 太阳清肝明目、通络止痛；迎香祛风通窍、理气止痛；风池疏风清热、开窍镇痛。三穴配伍，可以有效缓解空调病。

高血压
—— 头晕心悸病变多

高血压是一种以动脉血压升高为主要表现的疾病。一般临床表现为血压长期高于 140/90 mmHg，并多有晕眩、头痛、头胀、耳鸣、心慌、手指发麻、面红、烦躁、失眠等病症。传统中医认为人们罹患高血压是因人体肝肾阴阳失调所致。

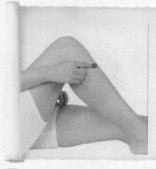

壹 足三里

- **定位** 位于小腿前外侧，犊鼻下 3 寸，距胫骨前缘一横指（中指）。
- **按摩** 用拇指指腹以顺时针的方向按揉足三里穴。

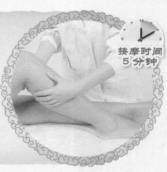

按摩时间 5 分钟

贰 太冲

- **定位** 位于足背侧，第一跖骨间隙的后方凹陷处。
- **按摩** 用拇指指腹掐按太冲穴，至局部酸痛为度。

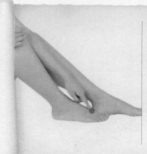

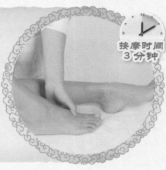

按摩时间 3 分钟

叁 涌泉

- **定位** 位于足底部，蜷足时足前部凹陷处，约足底二、三趾趾缝纹头端与足跟连线的前 1/3 与后 2/3 交点上。
- **按摩** 用拇指按压涌泉穴。

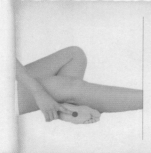

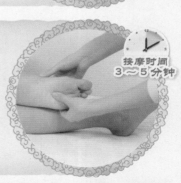

按摩时间 3～5 分钟

● 足三里补中益气、防病保健；太冲平肝化瘀、清利下焦；涌泉苏厥开窍、滋阴益肾、平肝息风。三穴配伍，可以有效缓解高血压。

头痛

—— 头胀欲裂痛难忍

头痛是一个综合病症，也是临床常见症状，大多局限于头颅上半部。疼痛出现于眉弓、耳轮上缘及枕外隆突连线以上部位的都称为头痛，也叫头疼。头痛严重时可伴有恶心、呕吐等症状。

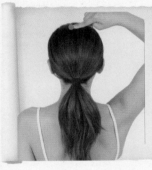

壹 百会

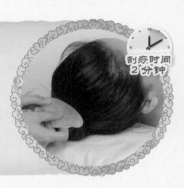

刮痧时间
2分钟

● **定位** 位于头部，当前发际正中直上5寸，或两耳尖连线的中点处。

● **刮痧** 用面刮法刮拭百会穴，力度适中，以潮红发热为佳。

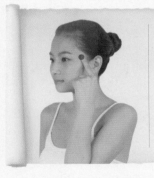

贰 太阳

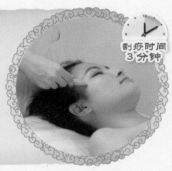

刮痧时间
3分钟

● **定位** 位于颞部，眉梢与目外眦之间，向后约一横指的凹陷处。

● **刮痧** 用角刮法轻柔回旋的刮拭，力度适中，可不出痧。

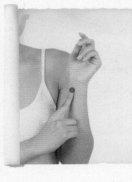

叁 内关

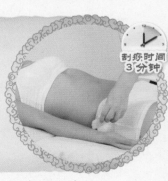

刮痧时间
3分钟

● **定位** 位于前臂掌侧，曲泽与大陵的连线上，腕横纹上2寸。

● **刮痧** 用刮痧板角部刮拭内关穴，由内至外，由上至下，以出痧为度。

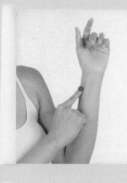

肆 列缺

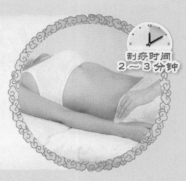

刮痧时间
2～3分钟

- **定位** 位于前臂桡侧缘，桡骨茎突上方，腕横纹上1.5寸。
- **刮痧** 用刮痧板角部刮拭列缺穴，由内至外，由上至下，以出痧为度。

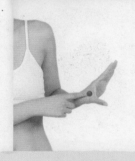

伍 合谷

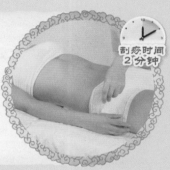

刮痧时间
2分钟

- **定位** 位于手背，第一、二掌骨间，第二掌骨桡侧的中点处。
- **刮痧** 用刮痧板角部刮拭合谷穴，由内至外，由上至下，以出痧为度。

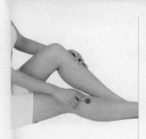

陆 阳陵泉

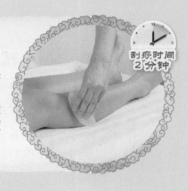

刮痧时间
2分钟

- **定位** 位于小腿外侧，腓骨头前下方凹陷处。
- **刮痧** 用刮痧板面侧刮拭阳陵泉穴，由上至下，力度适中，以出痧为度。

穴位治病解析

　　百会提神醒脑；太阳清肝明目、通络止痛；内关宁心安神、理气止痛；列缺通经活络；合谷镇静止痛、通经活络；阳陵泉疏肝解郁。六穴配伍，可以有效防治头痛。

偏头痛
——疼痛搏动视模糊

　　偏头痛是反复发作的一种搏动性头痛。发作前常有闪光、视物模糊、肢体麻木等先兆，同时可伴有神经、精神功能障碍。它是一种可逐步恶化的疾病，发病频率通常逐渐增高。本病与颅脑血管舒缩功能失调有关，常因体内的一些生化因素和激素变化而引起发作。

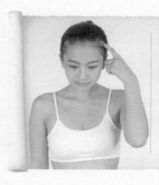

壹 头维

- **定位** 位于头侧部，额角发际上 0.5 寸，头正中线旁4.5 寸。
- **艾灸** 用艾条温和灸头维穴，热力要能够深入体内，直达病所。

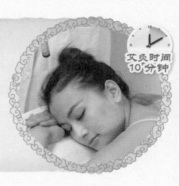

艾灸时间 10 分钟

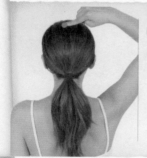

贰 百会

- **定位** 位于头部，前发际正中直上 5 寸，两耳尖连线中点处。
- **艾灸** 用艾条悬灸百会穴，热力要能够深入体内，直达病所。

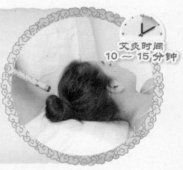

艾灸时间 10 ～ 15 分钟

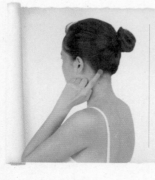

叁 风池

- **定位** 位于项部，枕骨之下，与风府相平，胸锁乳突肌与斜方肌上端之间的凹陷处。
- **艾灸** 用艾条回旋灸风池穴，以感觉温热舒适为宜。

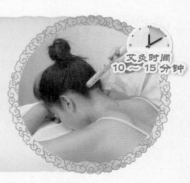

艾灸时间 10 ～ 15 分钟

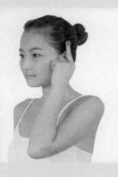

肆 率谷

- ● **定位** 位于头部，耳尖直上入发际1.5寸，角孙直上方。
- ● **艾灸** 用艾条回旋灸率谷穴，以出现明显的循经感传现象为佳。

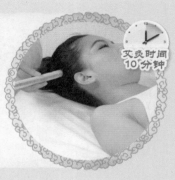

艾灸时间
10分钟

伍 至阳

- ● **定位** 位于背部，后正中线上，第七胸椎棘下凹陷中。
- ● **艾灸** 将艾灸盒放于至阳穴上灸治，以达至受灸者能忍受的最大热度为佳。

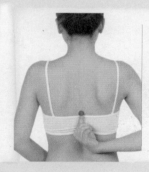

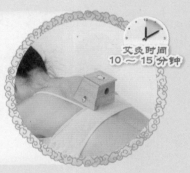

艾灸时间
10～15分钟

陆 肝俞

- ● **定位** 位于背部，当第九胸椎棘突下，旁开1.5寸。
- ● **艾灸** 将艾灸盒放于肝俞穴上灸治，至感觉局部温热舒适而不灼烫为宜。

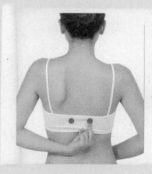

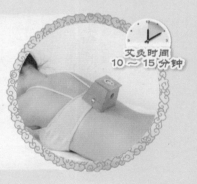

艾灸时间
10～15分钟

穴位治病解析

　　头维醒脑明目、活血通络；百会提神醒脑；风池平肝息风、通利官窍；率谷平肝息风、通络止痛；至阳壮阳益气、安和五脏；肝俞疏肝利胆、降火止痉。六穴配伍，可以有效改善偏头痛症状。

冠心病

——心痛缺血心律不齐

冠心病是由冠状动脉发生粥样硬化，导致心肌缺血的疾病，是中老年人心血管疾病中最常见的一种。在临床上冠心病主要特征为心绞痛、心律不齐、心肌梗死及心力衰竭等，主要症状有胸骨后疼痛，一般呈压榨样、烧灼样疼痛。

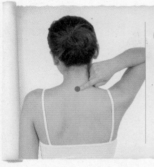

壹 大椎

- **定位** 位于后正中线上，第七颈椎棘突下凹陷中。
- **按摩** 食指、中指并拢，指腹放于大椎穴上，用力按揉，以局部有酸胀痛感为宜。

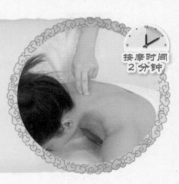

按摩时间
2分钟

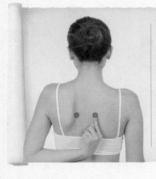

贰 心俞

- **定位** 位于背部，当第五胸椎棘突下，旁开1.5寸。
- **按摩** 将双手的食指、中指、无名指紧并放于心俞穴上点揉。

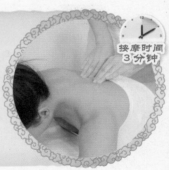

按摩时间
3分钟

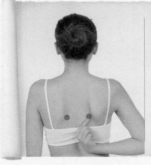

叁 神堂

- **定位** 位于背部，当第五胸椎棘突下，旁开3寸。
- **按摩** 将双手的食指指腹放于神堂穴上点揉，力度由轻渐重，局部潮红为宜。

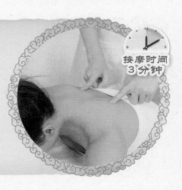

按摩时间
3分钟

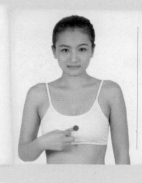

肆 膻中

- **定位** 位于胸部，前正中线上，平第四肋间，两乳头连线中点。
- **按摩** 将食指、中指、无名指并拢，放于膻中穴上按揉。

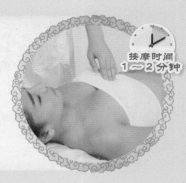

按摩时间 1～2分钟

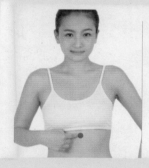

伍 巨阙

- **定位** 位于上腹部，前正中线上，当脐中上6寸。
- **按摩** 将食指、中指并拢，放于上腹部巨阙穴上点揉。

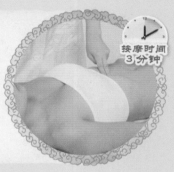

按摩时间 3分钟

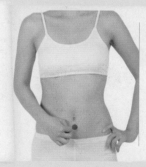

陆 气海

- **定位** 位于下腹部，前正中线上，当脐中下1.5寸。
- **按摩** 将食指、中指、无名指并拢，放于下腹部气海穴上轻揉。

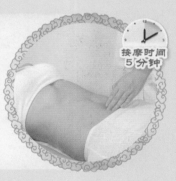

按摩时间 5分钟

穴位治病解析

　　大椎祛风散寒、截疟止痫；心俞宽胸理气、通络安神；神堂宽胸理气、镇静安神；膻中活血通络、清肺宽胸；巨阙宽胸理气、调理胃肠；气海益气助阳、调经固经。六穴配伍，可以有效缓解冠心病。

低血压
—— 头晕不振脸苍白

低血压指血压降低引起的一系列症状，部分人无明显症状，病情轻微者可有头晕、头痛、食欲缺乏、疲劳、脸色苍白等症状，严重者会出现直立性眩晕、四肢冰凉、心律失常等症状。西医诊断低血压的标准为：血压值小于 90/60mmHg。

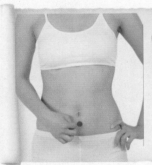

壹 气海

● **定位** 位于下腹部，前正中线上，当脐中下1.5寸。

● **艾灸** 将燃着的艾灸盒放于气海穴上灸治，以穴位皮肤潮红为度。

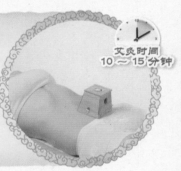

艾灸时间
10～15分钟

贰 百会

● **定位** 位于头部，当前发际正中直上5寸，或两耳尖连线的中点处。

● **艾灸** 用艾条回旋灸百会穴，以感到舒适、无灼痛感为度。

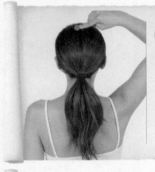

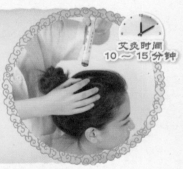

艾灸时间
10～15分钟

叁 足三里

● **定位** 位于小腿前外侧，犊鼻下3寸，距胫骨前缘一横指（中指）。

● **艾灸** 用艾条悬灸足三里穴，以出现循经感传现象为佳。

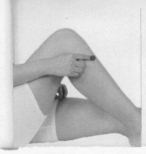

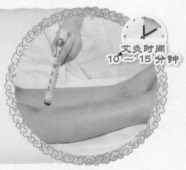

艾灸时间
10～15分钟

● 气海益气助阳、调经固经；百会提神醒脑；足三里生发胃气、燥化脾湿。三穴配伍，可以有效改善低血压症状。

心脑血管疾病

心律失常

——眩晕心悸心跳异

心律失常是一种可感觉到自己的心脏跳动的不适现象，有时伴有眩晕和呼吸困难。可在正常人的健康心脏中发生，因此常常被认为是一种正常现象。然而，它也有可能是某种严重疾病如冠心病、哮喘和肺气肿的表现。

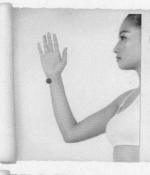

壹 通里

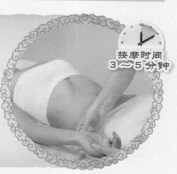

按摩时间 3～5分钟

- **定位** 位于前臂掌侧，尺侧腕屈肌腱的桡侧缘，腕横纹上1寸。

- **按摩** 掌心朝上，伸出拇指放于前臂掌侧的通里穴上按揉，以局部有酸痛感为宜。

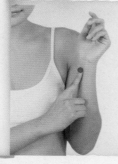

贰 内关

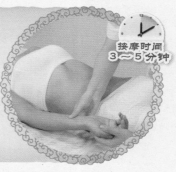

按摩时间 3～5分钟

- **定位** 位于前臂掌侧，曲泽与大陵的连线上，腕横纹上2寸，掌长肌腱与桡侧腕屈肌腱之间。

- **按摩** 用拇指按压内关穴。

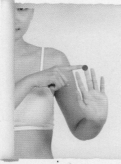

叁 中冲

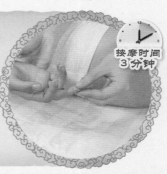

按摩时间 3分钟

- **定位** 位于手中指末节尖端中央。

- **按摩** 伸出拇指和食指，拇指指尖放于中冲穴上，食指顶于中指指甲面按揉。

●通里清热安神、通经活络；内关宁心安神、理气止痛；中冲清心泻热、醒厥开窍。三穴配伍，可以有效缓解心律失常。

贫血

——头晕失眠面苍白

贫血是指人体外周血红细胞容量减少、低于正常范围下限的一种常见的临床症状。主要症状为头昏、耳鸣、失眠、记忆力减退、注意力不集中等，是贫血导致神经组织损害的常见症状。

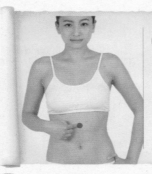

壹 中脘

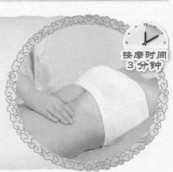

按摩时间 3 分钟

- **定位** 位于上腹部，前正中线上，当脐中上 4 寸。
- **按摩** 以手掌按置于中脘穴上，用掌根稍用力将胃脘推荡。

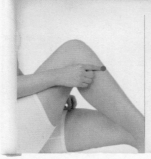

贰 足三里

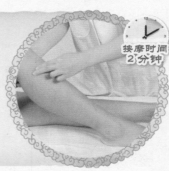

按摩时间 2 分钟

- **定位** 位于小腿前外侧，犊鼻下 3 寸，距胫骨前缘一横指（中指）。
- **按摩** 将食指、中指相叠，以顺时针的方向按揉足三里穴。

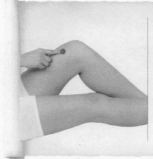

叁 血海

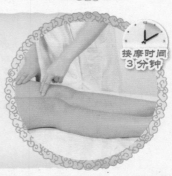

按摩时间 3 分钟

- **定位** 屈膝，位于大腿内侧，髌底内侧端上 2 寸，股四头肌内侧头的隆起处。
- **按摩** 食指和中指指腹按于血海穴上，以顺时针方向按揉。

● 中脘能调理中焦、行气活血、清热化滞；足三里补中益气、防病保健；血海健脾化湿、调经统血。三穴配伍，可以有效缓解贫血症状。

卒中后遗症

——阴阳失调郁所致

卒中是以突然口眼喎斜、言语含混不利、肢体出现运动障碍、半身不遂、不省人事为特征的一类疾病。中医认为本病多因平素气血虚衰，在心、肝、肾三经阴阳失调的情况下，情志郁结、起居失宜所致。

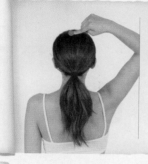

壹 百会

● **定位** 位于头部，当前发际正中直上5寸，或两耳尖连线的中点处。

● **按摩** 伸出拇指，其余四指半握拳，拇指放于百会穴压揉。

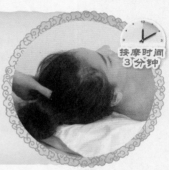

按摩时间 3分钟

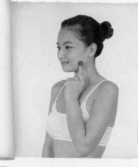

贰 颊车

● **定位** 位于面颊部，下颌角前上方约一横指（中指），咀嚼时咬肌隆起，按之凹陷处。

● **按摩** 双手食指与中指并拢，以顺时针方向按揉颊车穴。

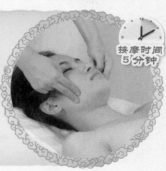

按摩时间 5分钟

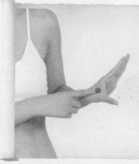

叁 合谷

● **定位** 位于手背第一、二掌骨间，第二掌骨桡侧中点处。

● **按摩** 将拇指放于合谷穴上，食指顶于掌面，由轻渐重地掐揉，以局部有酸胀感为宜。

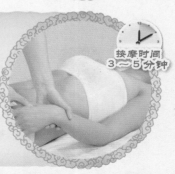

按摩时间 3～5分钟

● 百会开窍醒脑、回阳固脱、宁心安神；颊车活络止痛、祛风清热；合谷镇痛止痛、通经活络。三穴配伍，可以有效缓解卒中后遗症。

神经衰弱
—— 紧张疲劳易兴奋

　　神经衰弱属心理疾病的一种，是一类精神容易兴奋和脑力容易疲乏、常有情绪烦恼和心理生理症状的神经功能障碍。神经衰弱的病因不明，但是通常认为，是由于高级神经过度紧张后，神经活动处于相对疲乏的一种状态。

壹 百会

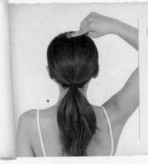
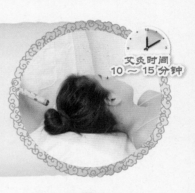

艾灸时间 10～15分钟

- **定位** 位于头部，当前发际正中直上5寸，或两耳尖连线的中点处。
- **艾灸** 用艾条悬灸百会穴，热力能够深入体内，直达病所。

贰 太阳

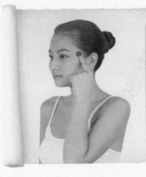
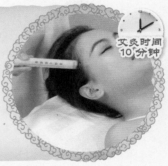

艾灸时间 10分钟

- **定位** 位于颞部，当眉梢与目外眦之间，向后约一横指的凹陷处。
- **艾灸** 用艾条温和灸太阳穴，有温热感为宜。

叁 心俞

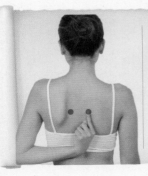
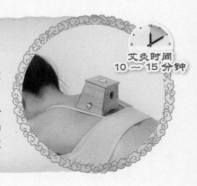

艾灸时间 10～15分钟

- **定位** 位于背部，当第五胸椎棘突下，旁开1.5寸。
- **艾灸** 将燃着的艾灸盒放于心俞穴上灸治，至感觉局部温热舒适而不灼烫为宜。

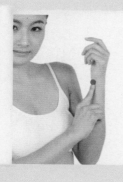

肆 神门

- **定位** 位于腕部，腕掌侧横纹尺侧端，尺侧腕屈肌腱的桡侧凹陷处。
- **艾灸** 用艾条回旋灸神门穴，以施灸部位出现红晕为度。

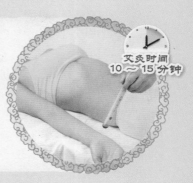

艾灸时间
10～15分钟

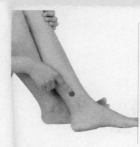

伍 三阴交

- **定位** 位于小腿内侧，足内踝尖上3寸，胫骨内侧缘后方。
- **艾灸** 用艾条回旋灸三阴交穴，以出现明显的循经感传现象为佳。

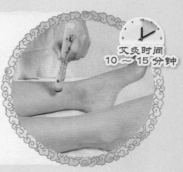

艾灸时间
10～15分钟

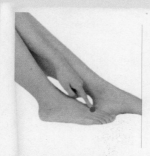

陆 太冲

- **定位** 位于足背侧，第一跖骨间隙的后方凹陷处。
- **艾灸** 用艾条回旋灸太冲穴，至患者感觉局部温热舒适为宜。

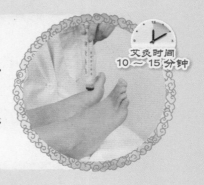

艾灸时间
10～15分钟

穴位治病解析

　　百会开窍醒脑、回阳固脱、宁心安神；太阳清肝明目、通络止痛；心俞宽胸理气、通络安神；神门宁心安神；三阴交健脾利湿、补益肝肾；太冲疏肝养血、清利下焦。六穴配伍，可以有效改善神经衰弱症状。

失眠
——睡眠浅短不得眠

　　失眠，又称为"不寐""不得眠""不得卧""目不瞑"，是指人体难以入睡、浅睡易醒、睡眠短暂等无法正常睡眠的一种病症。常伴有白天精神状况不佳、心悸健忘、反应迟钝、疲倦乏力，严重影响日常生活和工作学习。

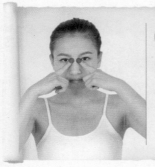

壹 睛明

● **定位** 位于面部，目内眦角稍上方凹陷中。
● **按摩** 用食指指腹按揉睛明穴，力度适中。

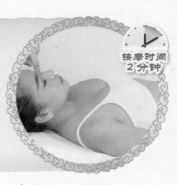

按摩时间 2分钟

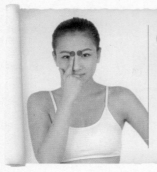

贰 攒竹

● **定位** 位于面部，眉头陷中，眶上切迹处。
● **按摩** 用食指关节顶按攒竹穴。

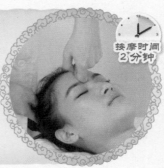

按摩时间 2分钟

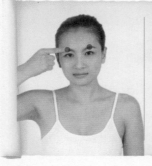

叁 鱼腰

● **定位** 位于额部，瞳孔直上，眉毛中。
● **按摩** 用拇指指腹按鱼腰穴，顺时针或逆时针按揉，力度由轻渐重。

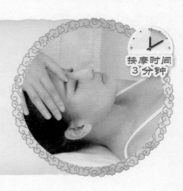

按摩时间 3分钟

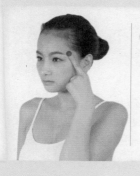

肆 丝竹空

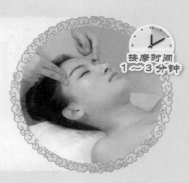

按摩时间 1～3分钟

- **定位** 位于面部, 眉梢凹陷处。
- **按摩** 用食指和中指指腹向内按揉两边眉毛外端凹陷处的丝竹空穴, 有酸、胀、痛的感觉。

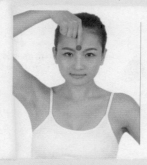

伍 印堂

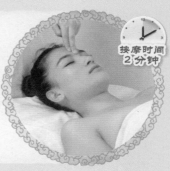

按摩时间 2分钟

- **定位** 位于额部, 两眉头中间。
- **按摩** 将食指、中指紧并放于印堂穴上, 由轻渐重按揉。

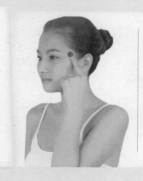

陆 太阳

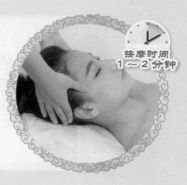

按摩时间 1～2分钟

- **定位** 位于颞部, 眉梢与目外眦之间, 向后约一横指的凹陷处。
- **按摩** 两手拇指指尖放于太阳穴上, 力度由轻渐重按揉。

穴位治病解析

　　睛明明目、通络; 攒竹清热明目、祛风通络; 鱼腰疏风通络、清热明目; 丝竹空明目、镇惊; 印堂安神定惊、醒脑开窍、通鼻明目; 太阳清肝明目、通络止痛。六穴配伍, 可以有效改善失眠症状。

抑郁症

——肝郁脾虚气血滞

生活压力大、工作节奏快，让很多人倍感苦闷和抑郁，这类病症常表现为神情低落、反应迟钝、少言寡语，时常感觉胸口犹如堵着一座大山，喘不过气来。导致人们忧愁抑郁的原因有精神紧张、自信不足，以及长期处于压力之下内分泌失调。传统中医则将其归结为肝郁脾虚、气滞血瘀等所致。

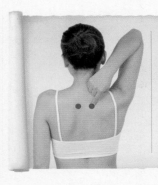

壹 肺俞

- **定位** 位于背部，当第三胸椎棘突下，旁开1.5寸。
- **按摩** 以四指合拢做支撑点，用拇指的指腹点按肺俞穴。

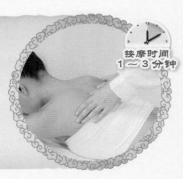

按摩时间
1～3分钟

贰 心俞

- **定位** 位于背部，当第五胸椎棘突下，旁开1.5寸。
- **按摩** 以四指合拢做支撑点，用拇指的指腹点按心俞穴。

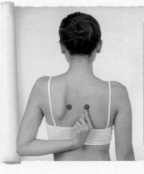

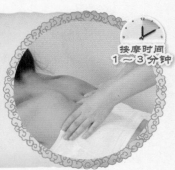

按摩时间
1～3分钟

叁 三焦俞

- **定位** 位于腰部，当第一腰椎棘突下，旁开1.5寸。
- **按摩** 用食指的指腹推按三焦俞穴，至潮红发热为宜。

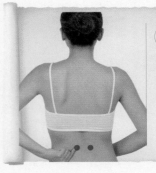

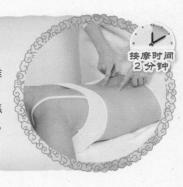

按摩时间
2分钟

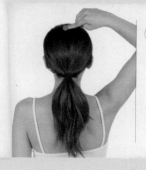

肆 百会

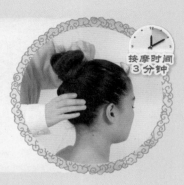

按摩时间
3分钟

- **定位** 位于头部，前发际正中直上5寸，或两耳尖连线的中点处。
- **按摩** 用中指指腹按揉百会穴，感到酸胀时，由重到轻。

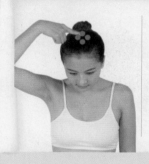

伍 四神聪

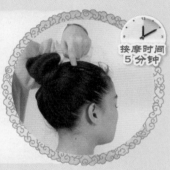

按摩时间
5分钟

- **定位** 位于头顶部，百会前后左右各1寸，共4个穴。
- **按摩** 用食指指腹先点按左、右神聪穴，再揉1分钟。然后同样操作前、后神聪穴。

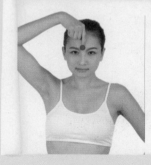

陆 印堂

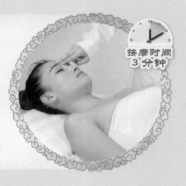

按摩时间
3分钟

- **定位** 位于额部，两眉头中间。
- **按摩** 食指、中指紧并放于印堂穴上，由轻渐重按揉。

穴位治病解析

　　肺俞调补肺气、祛风止痛；心俞宽胸理气、通络安神；三焦俞调畅三焦；百会开窍醒脑、回阳固脱、宁心安神；四神聪提神醒脑、助眠安神；印堂安神定惊、醒脑开窍、通鼻明目。六穴配伍，可以缓解抑郁症。

眩晕

——脚踩棉花山地动

现代社会工作和生活节奏加快，人们压力大，饮食不规律，导致各种胃部疾病的发作，而这些因素也会造成"脾虚"，出现胃胀痛、食欲差、便溏、疲倦乏力等症状。

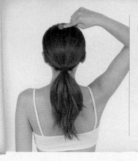

壹 百会

- **定位** 位于头部，当前发际正中直上5寸，或两耳尖连线的中点处。
- **按摩** 伸出拇指，其余四指半握拳，拇指放于百会穴按揉。

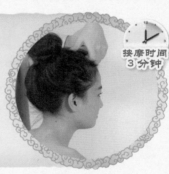

按摩时间 3分钟

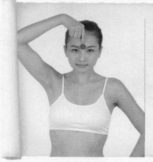

贰 印堂

- **定位** 位于额部，两眉头中间。
- **按摩** 食指与中指紧并，从鼻梁向额头方向推揉印堂穴，以局部有酸胀感为宜。

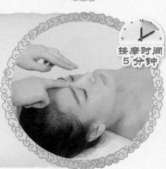

按摩时间 5分钟

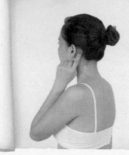

叁 头窍阴

- **定位** 位于头部，耳后乳突的后上方，天冲与完骨的中1/3与下1/3交点处。
- **按摩** 将拇指指腹放于头窍阴穴上，顺时针按揉。

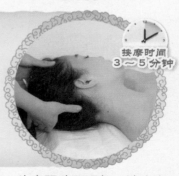

按摩时间 3～5分钟

● 百会开窍醒脑、回阳固脱；印堂清头明目、宁心安神；头窍阴疏肝理气、清火息风。三穴配伍，可以有效缓解眩晕。

三叉神经痛

——骤发骤停痛难忍

三叉神经痛是最常见的脑神经疾病，多发生于中老年人，右侧头面部发病多于左侧。主要特点是：骤发、骤停，呈刀割样、烧灼样、顽固性、难以忍受的剧烈性疼痛。说话、洗脸、刷牙、微风拂面时，甚至走路时，都会导致阵发性剧烈疼痛。

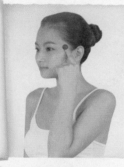

壹 太阳

- **定位** 位于颞部，眉梢与目外眦之间，向后约一横指的凹陷处。

- **按摩** 用双手掌心紧贴在太阳穴上，适当用力按揉。

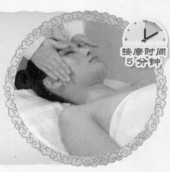

按摩时间 5分钟

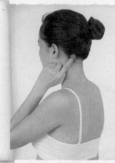

贰 风池

- **定位** 位于项部，枕骨之下，与风府相平，胸锁乳突肌与斜方肌上端之间的凹陷处。

- **按摩** 用四指指腹点按风池穴，以局部发热为佳。

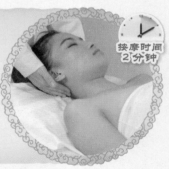

按摩时间 2分钟

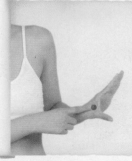

叁 合谷

- **定位** 位于手背第一、二掌骨间，第二掌骨桡侧中点处。

- **按摩** 用一手拇指指尖放在合谷穴上，其余四指置于掌心，以顺时针方向由轻渐重掐揉。

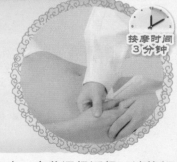

按摩时间 3分钟

● 太阳清肝明目、通络止痛；风池祛风活络、理气止痛；合谷通经活经、清热解表。三穴配伍，可以有效缓解三叉神经痛。

面神经麻痹

—— 面瘫流涎示齿难

面神经麻痹也叫面瘫。临床主要表现为患侧面肌瘫痪、眼裂增大、眼睑不能闭合、流泪、鼻唇沟变浅、口角下垂、流涎、不能皱额蹙眉、额纹消失、鼓腮漏气、示齿困难、部分病人耳或乳突部有疼痛感。

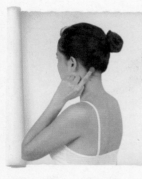

壹 风池

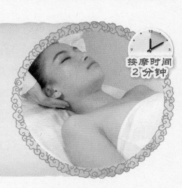

按摩时间 2分钟

● **定位** 位于项部,枕骨之下,与风府相平,胸锁乳突肌与斜方肌上端之间的凹陷处。

● **按摩** 用四指指腹按揉风池穴,力度由轻渐重。

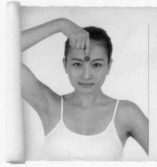

贰 印堂

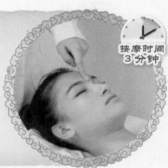

按摩时间 3分钟

● **定位** 位于额部,两眉头中间。

● **按摩** 伸出食指,其余四指半握拳,将食指放于印堂穴上按揉。

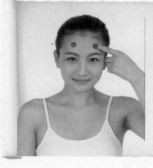

叁 阳白

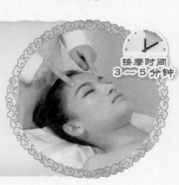

按摩时间 3～5分钟

● **定位** 位于前额部,瞳孔直上,眉上1寸处。

● **按摩** 伸出双手食指放于前额部两侧阳白穴上按揉,其余四指半握拳。

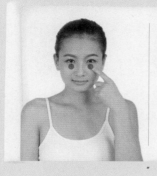

肆 四白

- **定位** 位于面部，瞳孔直下，眶下缘凹陷中。
- **按摩** 伸出双手食指放于面部两侧的四白穴上按揉，其余四指半握拳。

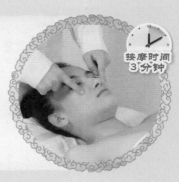

按摩时间
3分钟

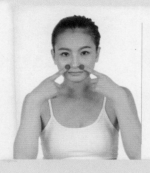

伍 迎香

- **定位** 位于鼻翼外缘中点旁，鼻唇沟中。
- **按摩** 将食指紧并于中指，两指点按迎香穴。

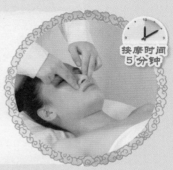

按摩时间
5分钟

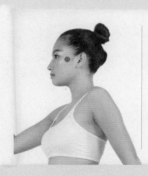

陆 下关

- **定位** 位于面部耳前方，颧弓与下颌切迹所形成的凹陷中。
- **按摩** 双手食指与中指紧并，两指指腹放于下关穴上按揉。

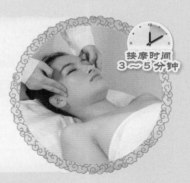

按摩时间
3～5分钟

穴位治病解析

　　风池平肝息风、通利官窍；印堂安神定惊、醒脑开窍、通鼻明目；阳白清头明目、祛风泻热；四白祛风明目、通经活络；迎香祛风通窍、理气止痛；下关消肿止痛、益气聪耳。六穴配伍，可以改善面部神经麻痹症状。

肋间神经痛

——咳嗽喷嚏胸忽痛

肋间神经痛是指一根或数根肋间神经分布区域所发生的经常性疼痛。有时是被呼吸动作所激发，咳嗽、打喷嚏时疼痛加重。疼痛剧烈时可放射至同侧的肩部或背部，有时呈带状分布。

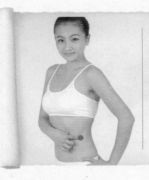

壹 章门

- **定位** 位于侧腹部，当第十一肋游离端的下方。
- **按摩** 用拇指指腹按揉章门穴，有胀痛的感觉，先左后右，也可同时进行。

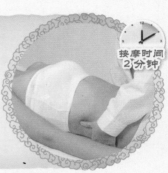

按摩时间 2分钟

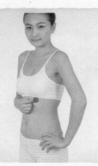

贰 期门

- **定位** 位于胸部，乳头直下，平第六肋间隙，前正中线旁开4寸。
- **按摩** 用食指指腹按揉期门穴，有胀痛的感觉。

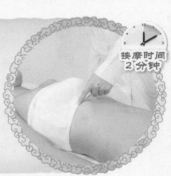

按摩时间 2分钟

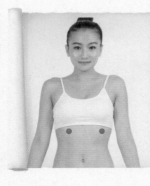

叁 日月

- **定位** 位于上腹部乳头直下，平第七肋间隙，前正中线旁开4寸。
- **按摩** 用拇指指腹按揉日月穴，力度适中。

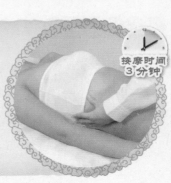

按摩时间 3分钟

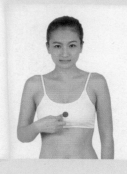

肆 膻中

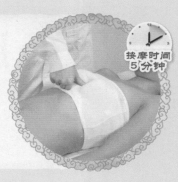

按摩时间
5分钟

- **定位** 位于胸部，前正中线上，平第四肋间，两乳头连线中点。
- **按摩** 用拇指指腹按揉膻中穴，配合深吸气，由上向下。

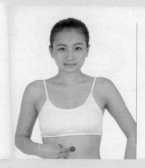

伍 中脘

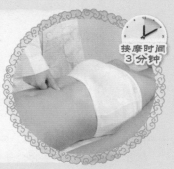

按摩时间
3分钟

- **定位** 位于上腹部，前正中线上，当脐中上4寸。
- **按摩** 用拇指指腹按揉中脘穴，力度不宜太重。

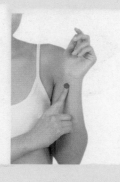

陆 内关

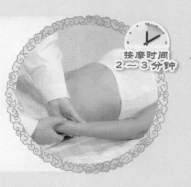

按摩时间
2~3分钟

- **定位** 位于前臂掌侧，曲泽与大陵的连线上，腕横纹上2寸，掌长肌腱与桡侧腕屈肌腱之间。
- **按摩** 用拇指按揉内关穴。

穴位治病解析

　　章门疏肝健脾、理气散结；期门疏肝健脾、理气活血；日月利胆疏肝、降逆和胃；膻中活血通络、清肺宽胸；中脘健脾化湿；内关宁心安神、理气止痛。六穴配伍，可以有效缓解肋间神经痛。

面肌痉挛

—— 眼睑口角面自动

面肌痉挛又称面肌抽搐，表现为一侧面部肌肉不自主地抽搐。抽搐呈阵发性且不规则，程度不等，可因疲倦、长期精神紧张、精神压力及自主运动等因素而加重。通常局限于眼睑部或颊部、口角，严重者可涉及整个侧面部。

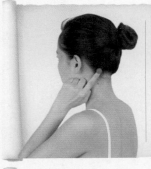

壹 风池

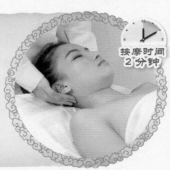

按摩时间
2 分钟

- **定位** 位于项部，枕骨之下，与风府相平，胸锁乳突肌与斜方肌上端之间的凹陷处。
- **按摩** 四指并拢，用指腹按揉风池穴。

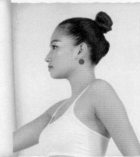

贰 翳风

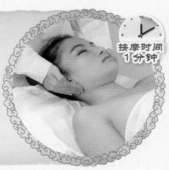

按摩时间
1 分钟

- **定位** 位于耳垂后方，乳突与下颌角之间的凹陷处。
- **按摩** 用双手的四指指腹稍用力按揉翳风穴，以有酸麻胀痛感为佳。

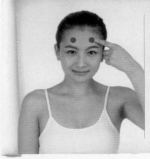

叁 阳白

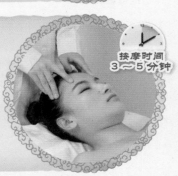

按摩时间
3～5 分钟

- **定位** 位于前额部，瞳孔直上，眉上 1 寸处。
- **按摩** 伸出双手食指放于前额部两侧阳白穴上按揉，其余四指附于两鬓。

● 风池疏风清热、开窍镇痛；翳风聪耳通窍、散内泻热；阳白醒脑明目、祛风泻热。三穴配伍，有助于缓解面肌痉挛。

疲劳综合征
—— 功能失调精神差

　　疲劳综合征即慢性疲劳综合征，通常患者心理方面的异常表现要比身体方面的症状出现得早。实际上疲劳感多源于体内的各种功能失调，典型表现为短期记忆力减退或注意力不集中、咽痛、肌肉酸痛、无红肿的关节疼痛、头痛等。

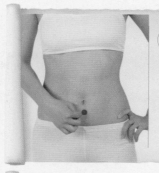

壹 气海

- **定位** 位于下腹部，前正中线上，当脐中下 1.5 寸。
- **按摩** 将食指、中指、无名指三指并拢，放于下腹部气海穴上，力度轻柔，以环形按揉。

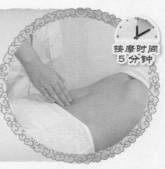

按摩时间 5 分钟

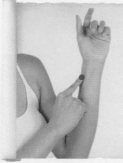

贰 列缺

- **定位** 位于前臂桡侧缘，桡骨茎突上方，腕横纹上 1.5 寸，肱桡肌与拇长展肌腱之间。
- **按摩** 将拇指放于列缺穴上按揉，力度适中。

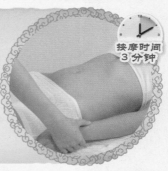

按摩时间 3 分钟

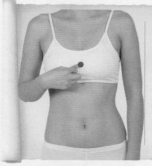

叁 膻中

- **定位** 位于胸部，前正中线上，平第四肋间，两乳头连线的中点。
- **按摩** 用拇指指腹按揉膻中穴，力度由轻渐重。

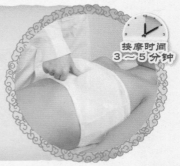

按摩时间 3～5 分钟

●气海益气助阳、调经固经；列缺醒脑提神、通经活络；膻中宽胸理气、生津增液。三穴配伍，可有效缓解疲劳综合征。

呕吐
——反胃恶心血压低

呕吐是指由于胃失和障，气逆于上，胃和肠道内容物受到强力挤压经过食道由口腔吐出的一种病症。

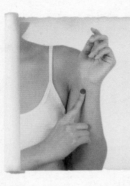

壹 内关

- **定位** 位于前臂掌侧，曲泽与大陵的连线上，腕横纹上2寸。
- **按摩** 拇指指腹放于内关穴上按揉，力度由轻渐重。

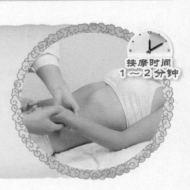

按摩时间
1～2分钟

贰 列缺

- **定位** 位于前臂桡侧缘，桡骨茎突上方，腕横纹上1.5寸。
- **按摩** 拇指指尖放于列缺穴上，其余四指附于手臂上按揉，力度适中。

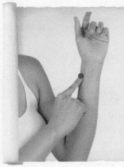

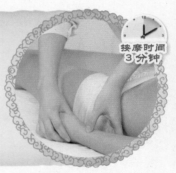

按摩时间
3分钟

叁 中脘

- **定位** 位于上腹部，前正中线上，当脐中上4寸。
- **按摩** 食指、中指、无名指并拢，用三指指腹以环形按揉中脘穴。

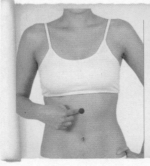

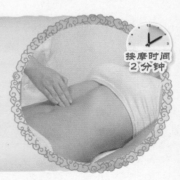

按摩时间
2分钟

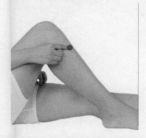

肆 足三里

- **定位** 位于小腿前外侧，犊鼻下3寸，距胫骨前缘一横指（中指）。
- **按摩** 将拇指指尖放于足三里穴上，微用力压揉。

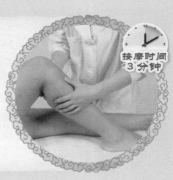

按摩时间
3分钟

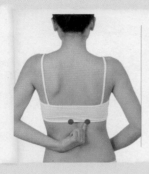

伍 脾俞

- **定位** 位于背部，当第十一胸椎棘突下，旁开1.5寸。
- **按摩** 用拇指指腹按揉脾俞穴，力度适中，以局部有温热感为宜。

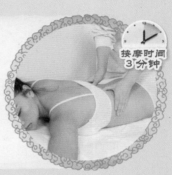

按摩时间
3分钟

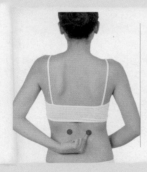

陆 胃俞

- **定位** 位于背部，当第十二胸椎棘突下，旁开1.5寸。
- **按摩** 用手背滚揉胃俞穴，力度由轻渐重。

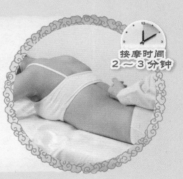

按摩时间
2～3分钟

穴位治病解析

　　内关宁心安神、理气止痛；列缺止咳平喘、通经活络；中脘健脾化湿、促消化；足三里生发胃气、燥化脾湿；脾俞健脾和胃、利湿升清；胃俞和胃降逆、健脾助运。六穴配伍，可以有效缓解呕吐。

胃痉挛

——腹痛呕吐体质差

　　胃痉挛就是胃部肌肉抽搐，主要表现为上腹痛、呕吐等。胃痉挛是一种症状，不是疾病。出现胃痉挛时，主要是对症治疗，解痉止痛止呕。由胃本身引起的痉挛，患者是不会感觉到疼痛的，如果感到胃痉挛痛，很可能是胆石症或其他疾病引起的。

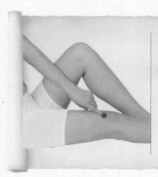

壹 梁丘

- ● **定位** 屈膝，位于大腿前面，髂前上棘与髌底外侧端的连线上，髌底上2寸。
- ● **按摩** 用拇指指腹用力按压梁丘穴，按压力量由轻而重。

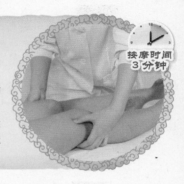

按摩时间
3分钟

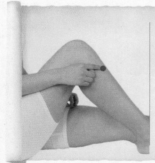

贰 足三里

- ● **定位** 位于小腿前外侧，犊鼻下3寸，距胫骨前缘一横指（中指）。
- ● **按摩** 用拇指指腹点按足三里穴，顺时针方向做回旋按揉。

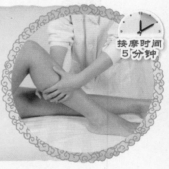

按摩时间
5分钟

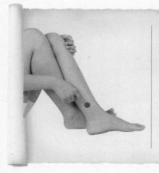

叁 三阴交

- ● **定位** 位于小腿内侧，足内踝尖上3寸，胫骨内侧缘后方。
- ● **按摩** 用拇指指腹按揉三阴交穴，力度适中。

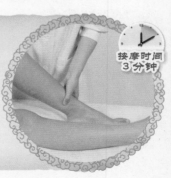

按摩时间
3分钟

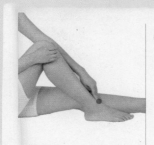

肆 解溪

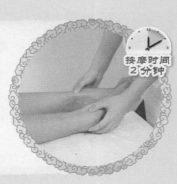

按摩时间
2分钟

● **定位** 位于足背与小腿交界处的横纹中央凹陷中，拇长伸肌腱与趾长伸肌腱之间。

● **按摩** 用拇指指腹点按解溪穴，有节律地一按一松。

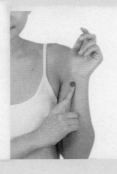

伍 内关

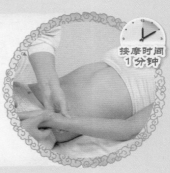

按摩时间
1分钟

● **定位** 位于前臂掌侧，曲泽与大陵的连线上，腕横纹上2寸，掌长肌腱与桡侧腕屈肌腱之间。

● **按摩** 用拇指按揉内关穴。

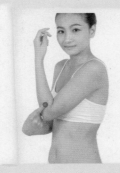

陆 手三里

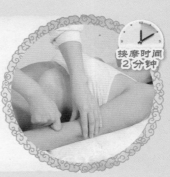

按摩时间
2分钟

● **定位** 位于前臂背面桡侧，阳溪与曲池的连线上，肘横纹下2寸。

● **按摩** 用食指关节用力按压臂部的手三里穴。

穴位治病解析

　　梁丘理气和胃、通经活络；足三里生发胃气、燥化脾湿；三阴交健脾利湿、补益肝肾；解溪清胃化痰、镇惊安神；内关宁心安神、理气止痛；手三里清热明目、调理肠胃。六穴配伍，可以有效缓解胃痉挛。

胃痛
——脏腑不和胃失养

胃痛是以疼痛为主要症状的消化系统常见疾病。脾胃虚寒者胃痛时可因按压而减缓痛感;吃生冷食物胃痛加剧;肝胃不和者痛达胁处,胃胀吐酸;寒邪侵胃者胃痛发作比较急,而且怕冷、呕吐清水,通常都是由人体外感邪气、内伤饮食、脏腑功能失调等引发,而后导致气机瘀滞、胃失所养。

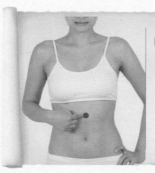

壹 中脘

- **定位** 位于上腹部,前正中线上,当脐中上 4 寸。
- **按摩** 食指与中指并拢,其余三指弯曲握拳,两指指腹放于中脘穴上环形按揉。

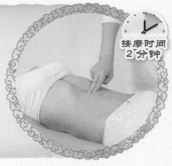

按摩时间 2 分钟

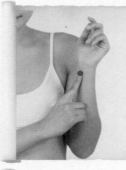

贰 内关

- **定位** 位于前臂掌侧,曲泽与大陵的连线上,腕横纹上 2 寸,掌长肌腱与桡侧腕屈肌腱之间。
- **按摩** 用拇指点按内关穴。

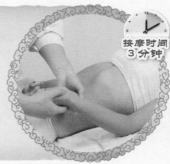

按摩时间 3 分钟

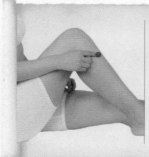

叁 足三里

- **定位** 位于小腿前外侧,犊鼻下 3 寸,距胫骨前缘一横指(中指)。
- **按摩** 将拇指指腹放于足三里穴上,微用力压揉。

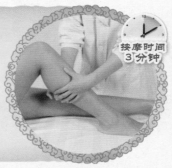

按摩时间 3 分钟

●中脘健脾化湿、促消化;内关宁心安神、理气止痛;足三里生发胃气、燥化脾湿。三穴配伍,可以有效缓解胃痛。

消化不良

——腹痛饱胀不欲食

消化不良是一种临床综合征，是由胃动力障碍所引起的疾病，也包括胃蠕动较差的胃轻瘫和食道反流病，常见表现为上腹、胸部疼痛或肠胃不适，例如上腹痛、饱胀、恶心、食欲缺乏、嗳气、口臭等。

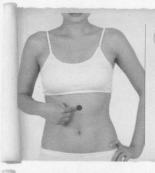

壹 中脘

- **定位** 位于上腹部，前正中线上，当脐中上 4 寸。
- **按摩** 将双手重叠紧贴于中脘穴，先顺时针按揉，再逆时针按揉，使局部有温热感为止。

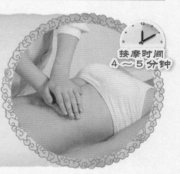

按摩时间 4～5 分钟

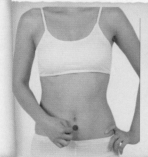

贰 气海

- **定位** 位于下腹部，前正中线上，当脐中下 1.5 寸。
- **按摩** 双手掌重叠贴于气海穴，先顺时针按摩，再逆时针按揉。

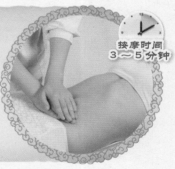

按摩时间 3～5 分钟

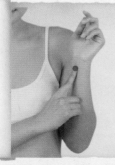

叁 内关

- **定位** 位于前臂掌侧，曲泽与大陵的连线上，腕横纹上 2 寸，掌长肌腱与桡侧腕屈肌腱之间。
- **按摩** 用拇指按揉内关穴。

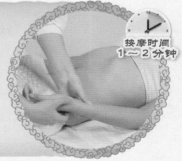

按摩时间 1～2 分钟

● 中脘调理中焦、清热化滞；气海健脾益气；内关宁心安神、理气止痛。三穴配伍，可有效缓解消化不良。

呃逆
—— 胃气上逆膈痉挛

　　呃逆即打嗝，指气从胃中上逆，喉间频频作声，声音急而短促，是生理上常见的一种现象，由膈痉挛收缩引起。呃逆的原因有多种，一般病情不重，可自行停止。

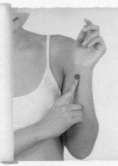

壹 内关

● **定位** 位于前臂掌侧，曲泽与大陵的连线上，腕横纹上2寸，掌长肌腱与桡侧腕屈肌腱之间。

● **按摩** 用拇指按压内关穴。

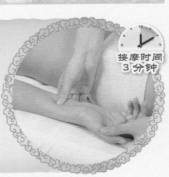

按摩时间 3分钟

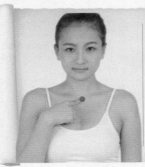

贰 天突

● **定位** 位于颈部，前正中线上，胸骨上窝中央。

● **按摩** 将拇指指腹放置于天突穴处，然后由轻渐重地按揉。

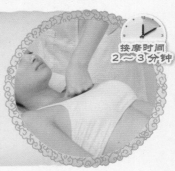

按摩时间 2～3分钟

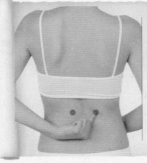

叁 胃俞

● **定位** 位于背部，当第十二胸椎棘突下，旁开1.5寸。

● **按摩** 用食指指腹稍用力推按胃俞穴，再用力按压。

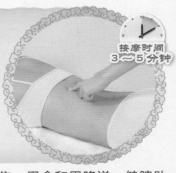

按摩时间 3～5分钟

●内关宁心安神、理气止痛；天突健脾和胃、调理中焦；胃俞和胃降逆、健脾助运。三穴配伍，可有效缓解呃逆。

消化性溃疡

—— 周期发作节律痛

　　消化性溃疡主要指发生在胃和十二指肠的慢性溃疡，以周期性发作、节律性上腹部疼痛为主要特征。本病绝大多数发病部位位于胃和十二指肠，故又称胃十二指肠溃疡。

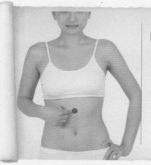

壹 中脘

- **定位** 位于上腹部，前正中线上，当脐中上4寸。
- **艾灸** 点燃艾灸盒灸治中脘穴，至感觉局部温热舒适而不灼烫为宜。

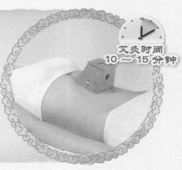

艾灸时间 10～15分钟

贰 内关

- **定位** 位于前臂掌侧，曲泽与大陵的连线上，腕横纹上2寸，掌长肌腱与桡侧腕屈肌腱之间。
- **艾灸** 用艾条温和灸内关穴。

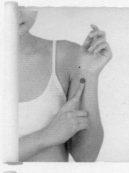

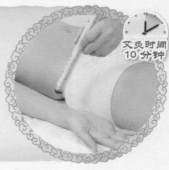

艾灸时间 10分钟

叁 足三里

- **定位** 位于小腿前外侧，犊鼻下3寸，距胫骨前缘一横指（中指）。
- **艾灸** 用艾条温和灸足三里穴，有温热感为度。

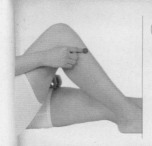

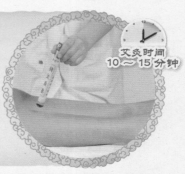

艾灸时间 10～15分钟

● 中脘调理中焦、清热化滞；内关宁心安神、理气止痛；足三里通调脾胃，为养生保健的大穴之一。三穴配伍，可以有效缓解消化性溃疡。

腹胀

——产气过多未能排

　　腹胀是一种常见的消化系统症状。正常人胃肠道内可有少量气体，约150ml，当咽入胃内空气过多或因消化吸收功能不良，胃肠道内产气过多，而肠道内的气体又不能从肛门排出时，则可导致腹胀。

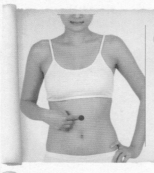

壹 建里

- ● **定位** 位于上腹部，前正中线上，当脐中上3寸。
- ● **按摩** 用中指抵住建里穴，用力按压，并同时用上臂发力，进行颤抖。

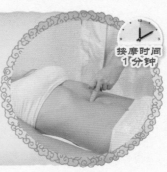

按摩时间 1分钟

贰 足三里

- ● **定位** 位于小腿前外侧，犊鼻下3寸，距胫骨前缘一横指（中指）。
- ● **按摩** 用拇指指腹以顺时针的方向掐揉足三里穴。

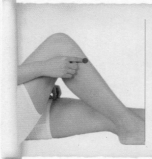

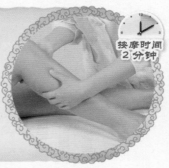

按摩时间 2分钟

叁 太冲

- ● **定位** 位于足背侧，第一跖骨间隙的后方凹陷处。
- ● **按摩** 用拇指指腹来回推按太冲穴，以皮肤潮红发热为度。

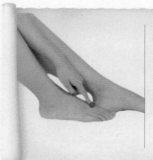

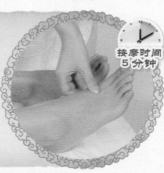

按摩时间 5分钟

● 建里和胃健脾、通降腑气；足三里通调脾胃，为养生保健的大穴之一；太冲平肝泻热、清利下焦。三穴配伍，可有效缓解腹胀。

腹泻
——脾虚热毒肚子痛

　　腹泻俗称为"拉肚子"，是指排便次数明显超过平日习惯的频率，粪质稀薄，水分增加或含未消化食物或脓血、黏液。腹泻不是一种独立的疾病，而是很多疾病的一个共同表现，所以情况较为复杂。

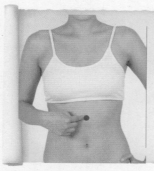

壹 中脘

- **定位** 位于上腹部，前正中线上，当脐中上4寸。
- **按摩** 用手掌大小鱼际处以打圈的方式顺时针方向按揉中脘穴，力度适中。

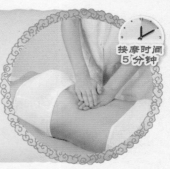

按摩时间 5分钟

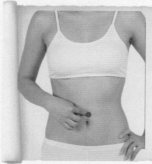

贰 水分

- **定位** 位于上腹部，前正中线上，当脐中上1寸。
- **按摩** 食指、中指、无名指并拢，用手臂的力量按揉水分穴，以潮红发热为佳。

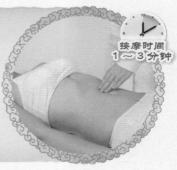

按摩时间 1～3分钟

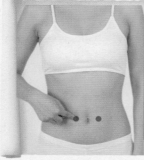

叁 天枢

- **定位** 位于腹中部，距脐中2寸。
- **按摩** 双手食指、中指并拢，用指尖按揉天枢穴，力度适中。

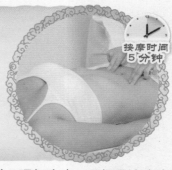

按摩时间 5分钟

● 中脘调理中焦、行气活血、清热化滞；水分通调水道、理气止痛；天枢是治疗腹泻的常用穴位。三穴配伍，可以有效缓解腹泻。

便秘
——便次减少质干燥

便秘是指大便次数减少或粪便干燥难解。一般两天以上无排便，提示存在便秘。健康人的排便习惯可明显不同，必须根据本人平时的排便习惯和排便是否困难，才能对有无便秘做出判断。精神因素、饮食规律改变、滥用强泻药等，均可导致便秘。一般分为实证便秘和虚证便秘。

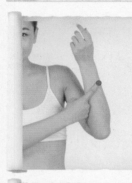

壹 支沟

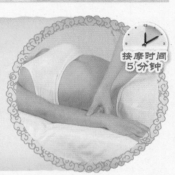

按摩时间
5分钟

- **定位** 位于前臂背侧，阳池与肘尖的连线上，腕背横纹上3寸，尺骨与桡骨之间。
- **按摩** 用拇指指腹按揉支沟穴，以局部感到胀痛为宜。

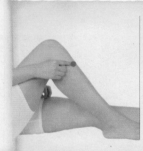

贰 足三里

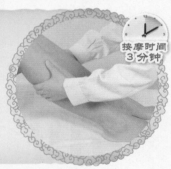

按摩时间
3分钟

- **定位** 位于小腿前外侧，犊鼻下3寸，距胫骨前缘一横指（中指）。
- **按摩** 将拇指指腹放于足三里穴上，微用力压揉。

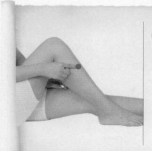

叁 上巨虚

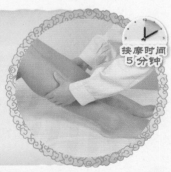

按摩时间
5分钟

- **定位** 位于小腿前外侧，犊鼻下6寸，距胫骨前缘一横指（中指）。
- **按摩** 将拇指指腹放于上巨虚穴上，微用力压揉。

● 支沟清利三焦、通腑降逆；足三里通调脾胃，为养生保健的大穴之一；上巨虚调和肠胃、通经活络。三穴配伍，可以有效缓解便秘。

脱肛

——久痢久泻病体虚

脱肛又称肛管直肠脱垂，是直肠黏膜、肛管、直肠全层和部分乙状结肠向下移位，脱出肛门外的一种疾病，多见于体质虚弱的小儿和老年人。如果只是黏膜下垂，称部分脱垂；如果直肠全层脱垂，则称完全脱垂；脱垂部分在直肠内，叫内脱垂；如果完全脱出肛门外时，叫外脱垂。

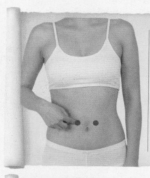

壹 滑肉门

- **定位** 位于上腹部，脐中上1寸，距前正中线2寸。
- **按摩** 将双手拇指指腹附着在滑肉门穴上，以顺时针方向按摩，力度适中。

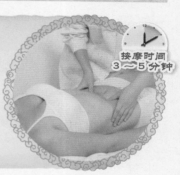

按摩时间 3～5分钟

贰 天枢

- **定位** 位于腹中部，距脐中2寸。
- **按摩** 将双手拇指指腹附着在天枢穴上，其余手指紧贴腹部，以顺时针方向按摩。

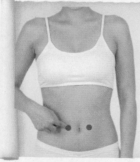

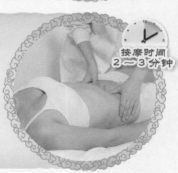

按摩时间 2～3分钟

叁 气海

- **定位** 位于下腹部，前正中线上，当脐中下1.5寸。
- **按摩** 右手食指、中指、无名指并拢，用三指指腹点按气海穴，力度适中。

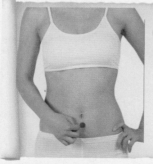

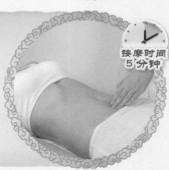

按摩时间 5分钟

● 滑肉门运化水湿、健脾和胃；天枢调理胃肠、止泻止痢、通利大便；气海补益回阳、升托内脏。三穴配伍，可有效缓解脱肛。

痔疮

——大肠湿热便带血

　　痔疮，是肛门直肠底部及肛门黏膜的静脉丛发生曲张而形成的一个或多个柔软的静脉团的一种慢性疾病。多见于经常站立者和久坐者。痔疮包括内痔、外痔和混合痔。内痔是长在肛门管起始处的痔；如果膨胀的静脉位于肛管口，就叫外痔。无论内痔还是外痔，都可能发生血栓。

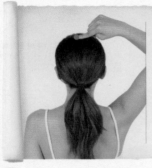

壹 百会

艾灸时间
10～15分钟

- **定位** 位于头部，当前发际正中直上5寸，或两耳尖连线的中点处。
- **艾灸** 用艾条温和灸百会穴，热力要深入体内，直达病所。

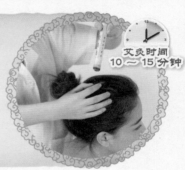

贰 长强

艾灸时间
10～15分钟

- **定位** 位于尾骨端下，尾骨端与肛门连线的中点处。
- **艾灸** 用艾条回旋灸长强穴，以感到舒适、无灼痛感、皮肤潮红为度。

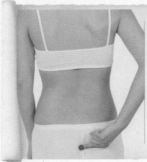
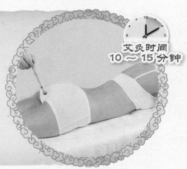

叁 足三里

艾灸时间
10～15分钟

- **定位** 位于小腿前外侧，犊鼻下3寸，距胫骨前缘一横指（中指）。
- **艾灸** 用艾条温和灸足三里穴，以出现循经感传现象为佳。

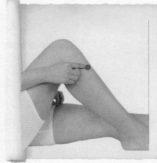
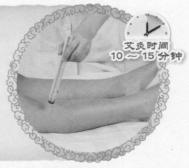

●百会安神定志、益寿延年；长强清热通便、活血化瘀；足三里调理脾胃、补中益气、防病保健。三穴配伍，可有效防治痔疮。

脂肪肝

——脂肪堆积威胁大

脂肪肝，是指由于各种原因引起的肝细胞内脂肪堆积过多的病变。脂肪性肝病正严重地威胁着国人的健康，成为仅次于病毒性肝炎的第二大肝病，已被公认为隐蔽性肝硬化的常见原因。

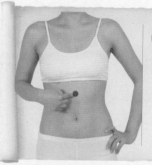

壹 中脘

- **定位** 位于上腹部，前正中线上，当脐中上4寸。
- **艾灸** 点燃艾灸盒灸治中脘穴，以感到舒适、无灼痛感、皮肤潮红为度。

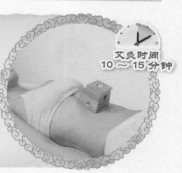

艾灸时间
10～15分钟

贰 章门

- **定位** 位于侧腹部，第十一肋游离端的下方。
- **艾灸** 用艾条温和灸章门穴，以达至受灸者能忍受的最大热度为佳。

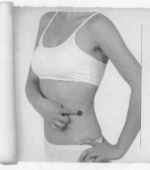

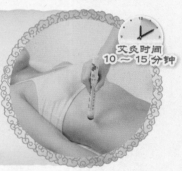

艾灸时间
10～15分钟

叁 足三里

- **定位** 位于小腿前外侧，犊鼻下3寸，距胫骨前缘一横指（中指）。
- **艾灸** 用艾条温和灸足三里穴，以出现循经感传现象为佳。

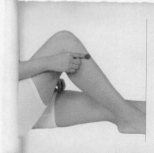

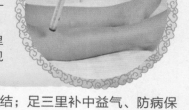

艾灸时间
10分钟

● 中脘健脾化湿、促进消化；章门疏肝健脾、理气散结；足三里补中益气、防病保健。三穴配伍，可有效防治脂肪肝。

肝硬化
——食欲缺乏身无力

肝硬化是因长期患一种或多种疾病形成的肝损害、肝脏细胞纤维化病变。肝硬化早期病人症状较轻，主要表现为食欲缺乏、全身无力、腹部满胀、上腹部不适或隐痛等，其中食欲缺乏是出现最早的症状。

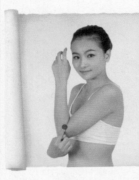

壹 曲池

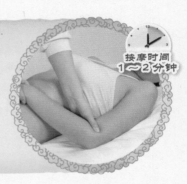

按摩时间 1～2分钟

● **定位** 位于肘横纹外侧端，屈肘，尺泽与肱骨外上髁的连线中点。

● **按摩** 将拇指指尖放于曲池穴上，由轻渐重按揉。

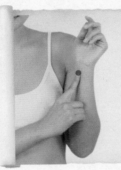

贰 内关

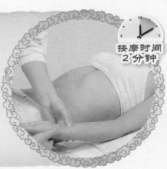

按摩时间 2分钟

● **定位** 位于前臂掌侧，曲泽与大陵的连线上，腕横纹上2寸，掌长肌腱与桡侧腕屈肌腱之间。

● **按摩** 用拇指按揉内关穴。

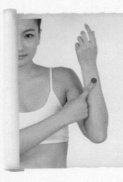

叁 外关

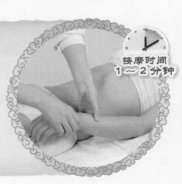

按摩时间 1～2分钟

● **定位** 位于前臂背侧，阳池与肘尖的连线上，腕背横纹上2寸，尺骨与桡骨之间。

● **按摩** 用拇指在外关穴上用力按压，双手交替进行。

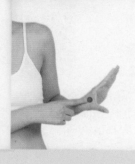

肆 合谷

- **定位** 位于第一、二掌骨之间，约第二掌骨桡侧的中点。
- **按摩** 将拇指和食指两指相对置于合谷穴处，用扣掐法扣掐合谷穴，力度适中。

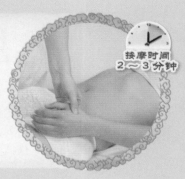

按摩时间
2～3分钟

伍 足三里

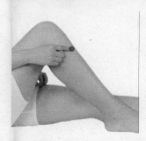

- **定位** 位于小腿前外侧，犊鼻下3寸，距胫骨前缘一横指（中指）。
- **按摩** 将拇指指腹放在足三里穴上，适当用力按揉。

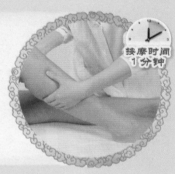

按摩时间
1分钟

陆 阳陵泉

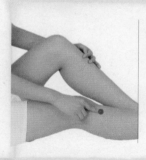

- **定位** 位于小腿外侧，腓骨头前下方凹陷处。
- **按摩** 将拇指放于阳陵泉穴上，由轻渐重按揉。

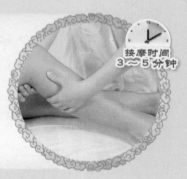

按摩时间
3～5分钟

穴位治病解析

　　曲池清热和营、降逆活络；内关宁心安神、理气止痛；外关祛火通络；合谷镇静止痛、通经活络；足三里生发胃气、燥化脾湿；阳陵泉疏肝解郁、强健腰膝。六穴配伍，可以有效缓解肝硬化。

肝炎

—— 食欲减退不觉饿

　　肝炎是肝脏出现的炎症，肝炎致病的原因各异，最常见的是病毒造成的，还有自身免疫造成的。此外，酗酒也可导致肝炎。肝炎的早期症状及表现有食欲减退、消化功能差、进食后腹胀、没有饥饿感等。

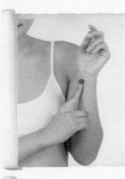

壹 内关

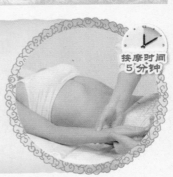

按摩时间
5分钟

- **定位** 位于前臂掌侧，曲泽与大陵的连线上，腕横纹上2寸，掌长肌腱与桡侧腕屈肌腱之间。
- **按摩** 用拇指按压内关穴。

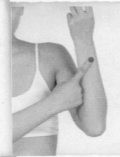

贰 外关

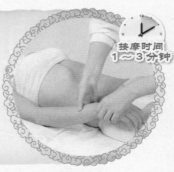

按摩时间
1～3分钟

- **定位** 位于前臂背侧，阳池与肘尖连线上，腕背横纹上2寸，尺骨与桡骨之间。
- **按摩** 用拇指按揉外关穴，用力均匀，以潮红发热为度。

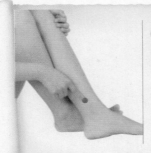

叁 肝炎穴

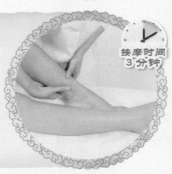

按摩时间
3分钟

- **定位** 位于脚踝内侧上2寸处，肝区中的一个敏感区。
- **按摩** 拇指伸直，其余四指紧握踝部助力，拇指指腹于肝炎穴处进行圆形揉动。

●内关宁心安神、理气止痛；外关祛火通络；肝炎穴为肝脏的一个反射区，可疏肝解郁。三穴配伍，可以有效缓解肝炎。

胆结石
—— 右腹疼痛痛难忍

胆结石是指发生在胆囊内的结石所引起的疾病，是一种常见病，随年龄增长，发病率也逐渐升高。随着生活水平的提高、饮食习惯的改变、卫生条件的改善，胆结石已由以胆管的胆色素结石为主逐渐转变为以胆囊胆固醇结石为主。

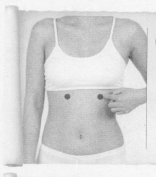

壹 期门

- **定位** 位于胸部，第六肋间隙，前正中线旁开4寸。
- **按摩** 用手掌大鱼际按揉期门穴，力度适中。

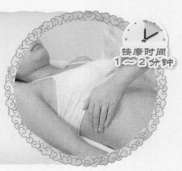

按摩时间 1～2分钟

贰 丘墟

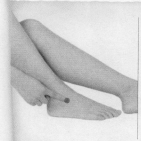

- **定位** 位于足外踝的前下方，趾长伸肌腱的外侧凹陷处。
- **按摩** 用拇指指腹点按丘墟穴，力量可稍重一些，以穴位处出现酸胀感为佳。

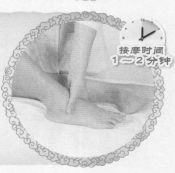

按摩时间 1～2分钟

叁 太冲

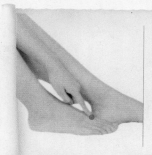

- **定位** 位于足背侧，第一跖骨间隙的后方凹陷处。
- **按摩** 用拇指指腹点按太冲穴，力量可稍重一些，以穴位处出现酸胀感为佳。

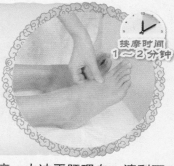

按摩时间 1～2分钟

● 期门疏肝健脾、理气活血；丘墟疏肝利胆、消肿止痛；太冲平肝理血、清利下焦。三穴配伍，有助于缓解胆结石。

慢性肾炎

——血尿水肿身乏力

慢性肾炎，全称为慢性肾小球肾炎，是由多种病因所引起的原发于肾小球的一种免疫性炎症性疾病。成因有三个方面：一是由急性肾炎转变而来；二是由其他疾病引起的续发炎症；三是饮食无节制、爱吃生冷辛辣、长期饮酒、过度吸烟、精神刺激等因素诱发所致。

壹 关元

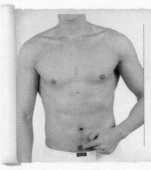

- **定位** 位于下腹部，前正中线上，当脐中下3寸。
- **艾灸** 点燃艾灸盒灸治关元穴，至感觉局部温热为宜。

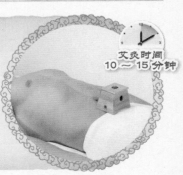

艾灸时间
10～15分钟

贰 阴陵泉

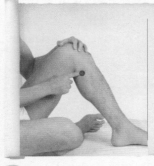

- **定位** 位于小腿内侧，胫骨内侧髁后下方凹陷处。
- **艾灸** 用艾条温和灸阴陵泉穴，有温热感为度。

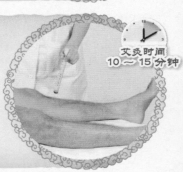

艾灸时间
10～15分钟

叁 肾俞

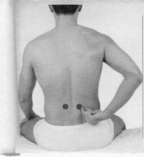

- **定位** 位于腰部，当第二腰椎棘突下，旁开1.5寸。
- **艾灸** 点燃艾灸盒灸治肾俞穴，至感觉局部温热为宜。

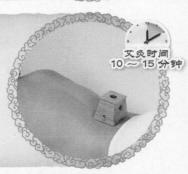

艾灸时间
10～15分钟

● 关元固本培元、导赤通淋；阴陵泉清脾理热、宣泄水液；肾俞益肾助阳、调节生殖功能。三穴配伍，可缓解慢性肾炎。

前列腺炎

——尿频尿急尿不尽

前列腺炎是指前列腺特异性和非特异性感染所致的急慢性炎症所引起的全身或局部症状。按照病程可分为急性前列腺炎和慢性前列腺炎。其中急性前列腺炎是由细菌感染而引起的急性炎症，慢性细菌性前列腺炎常由急性前列腺炎转变而来。

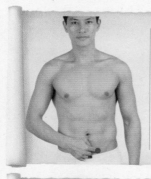

壹 水道

- **定位** 位于下腹部，当脐中下3寸，距前正中线2寸。
- **按摩** 四指合拢，用四指的指腹点按水道穴。

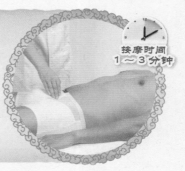

按摩时间 1～3分钟

贰 大肠俞

- **定位** 位于腰部，当第四腰椎棘突下，旁开1.5寸。
- **按摩** 用手掌根部的力度按揉大肠俞穴至局部红热为度。

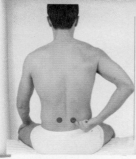

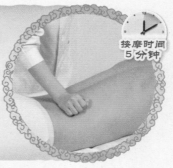

按摩时间 5分钟

叁 曲骨

- **定位** 位于下腹部，前正中线上，耻骨联合上缘的中点处。
- **按摩** 将拇指指尖放于曲骨穴上按揉，力度适中。

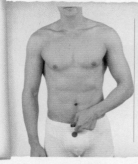

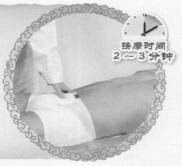

按摩时间 2～3分钟

●水道利尿、止痛；大肠俞理气降逆、调和肠胃；曲骨通利小便、止痛。三穴配伍，有助于缓解前列腺炎。

膀胱炎
——尿频尿急尿血痛

　　膀胱炎是泌尿系统最常见的疾病，多见于女性，大多是由于细菌感染所引起，过于劳累、受凉、长时间憋尿、性生活不洁也容易发病。初起症状轻微，仅有膀胱刺激症状，如尿频、尿急、尿痛、脓尿、血尿等，经治疗，病情会很快痊愈。

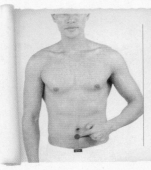

壹 气海

- **定位** 位于下腹部，前正中线上，当脐中下1.5寸。
- **刮痧** 用刮痧板边缘刮拭气海穴，力度微重，以潮红出痧为度。

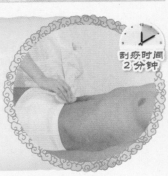

刮痧时间 2分钟

贰 水道

- **定位** 位于下腹部，当脐中下3寸，距前正中线2寸。
- **刮痧** 用刮痧板刮拭水道穴，由上到下，可不出痧。

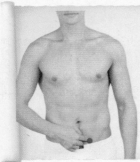

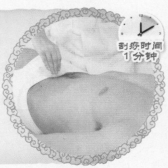

刮痧时间 1分钟

叁 三焦俞

- **定位** 位于腰部，当第一腰椎棘突下，旁开1.5寸。
- **刮痧** 用面刮法刮拭三焦俞穴，力度微重，以出痧为度。

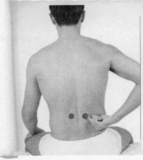

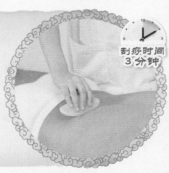

刮痧时间 3分钟

●气海补益回阳、延年益寿；水道利尿、止痛；三焦俞调三焦、利水强腰。三穴配伍，有助于缓解膀胱炎。

尿道炎

——尿频尿急尿困难

尿道炎是一种由细菌、真菌或病毒引起的尿道炎症。患有尿道炎的人常会有尿频、尿急，排尿时有烧灼感以致排尿困难症状，而且有的还有较多尿道分泌物，开始为黏液性，逐渐变为脓性。

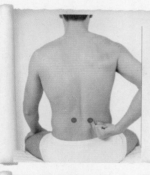

壹 肾俞

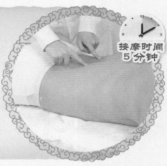

按摩时间 5分钟

- **定位** 位于腰部，当第二腰椎棘突下，旁开1.5寸。
- **按摩** 用双手食指指腹按揉背部的肾俞穴，直至局部感到酸胀为宜。

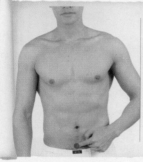

贰 关元

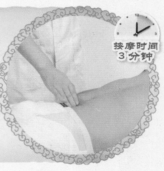

按摩时间 3分钟

- **定位** 位于下腹部，前正中线上，当脐中下3寸。
- **按摩** 将食指、中指、无名指紧并，用手指指腹端按揉关元穴。

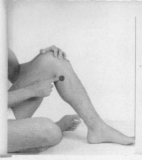

叁 阴陵泉

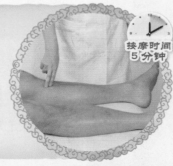

按摩时间 5分钟

- **定位** 位于小腿内侧，胫骨内侧髁后下方凹陷处。
- **按摩** 中指、食指并拢，推揉阴陵泉穴，推按过程中以有酸麻胀痛感为佳。

● 肾俞培补肾气、调节生殖功能；关元培元固本、降浊升清；阴陵泉健脾渗湿、益肾固精。三穴配伍，可以有效缓解尿道炎。

早泄

——肾气不固阴阳虚

　　早泄是指性交时间极短，或阴茎插入阴道就射精，不能正常进行性交的最常见的男性性功能障碍。中医认为多由于房劳过度或频繁手淫，导致肾精亏耗、肾阴不足、相火偏亢，或体虚羸弱、虚损遗精日久、肾气不固，导致肾阴阳俱虚所致。

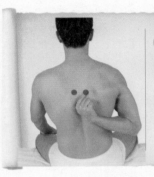

壹 心俞

- **定位** 位于背部，当第五胸椎棘突下，旁开1.5寸。
- **按摩** 将食指指腹放于心俞穴上推按，力度适中。

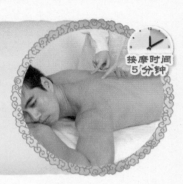

按摩时间 5分钟

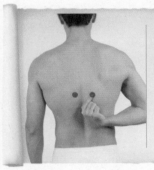

贰 肝俞

- **定位** 位于背部，当第九胸椎棘突下，旁开1.5寸。
- **按摩** 将拇指指腹放于肝俞穴上推按，力度由轻渐重。

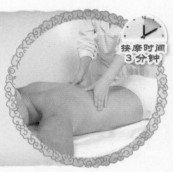

按摩时间 3分钟

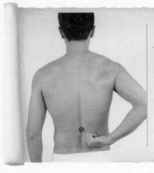

叁 命门

- **定位** 位于腰部，后正中线上，第二腰椎棘突下凹陷中。
- **按摩** 将食指、中指指腹放于命门穴上，微用力压揉，以局部有酸胀感为宜。

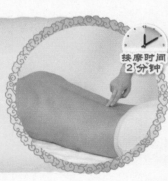

按摩时间 2分钟

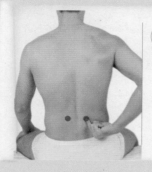

肆 肾俞

- **定位** 位于腰部，当第二腰椎棘突下，旁开1.5寸。
- **按摩** 将拇指指腹放于肾俞穴上，微用力压揉，以局部有酸胀感为宜。

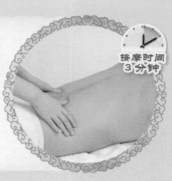

按摩时间
3分钟

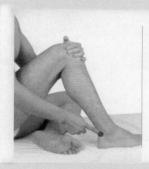

伍 昆仑

- **定位** 位于足部外踝后方，外踝尖与跟腱之间的凹陷处。
- **按摩** 拇指与食指、中指相对成钳形，掐按昆仑穴。

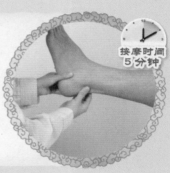

按摩时间
5分钟

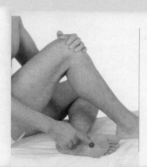

陆 涌泉

- **定位** 位于足底部，蜷足时足前部凹陷处，约足底二、三趾趾缝纹头端与足跟连线的前1/3与后2/3交点上。
- **按摩** 用拇指点按涌泉穴。

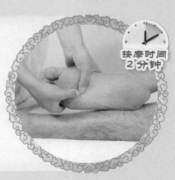

按摩时间
2分钟

穴位治病解析

　　心俞宽胸理气、通络安神；肝俞疏肝利胆、降火止痉；命门补肾壮阳；肾俞益肾助阳、调节生殖功能；昆仑安神清热、舒经活络；涌泉散热、利咽、清头目。六穴配伍，可以有效防治早泄。

阳痿

——肾阳亏虚勃起难

阳痿即勃起功能障碍，是指在企图性交时，阴茎勃起硬度不足于插入阴道，或阴茎勃起硬度维持时间不足以完成满意的性生活。与大脑、激素、情感、神经、肌肉和血管等都有关联，其中的一个或多个原因都有可能导致男性勃起功能障碍。

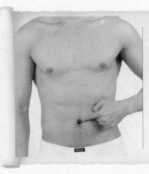

壹 神阙

- **定位** 位于腹中部，脐中央。
- **按摩** 用掌根按神阙穴，以脐下有温热感为度，手法宜柔和深沉。

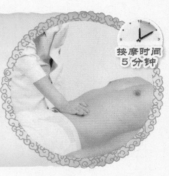

按摩时间 5分钟

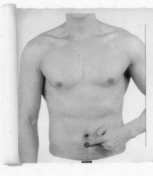

贰 气海

- **定位** 位于下腹部，前正中线上，当脐中下1.5寸。
- **按摩** 用手掌小鱼际按揉气海穴，力度由轻渐重。

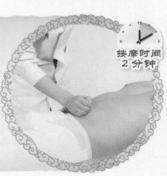

按摩时间 2分钟

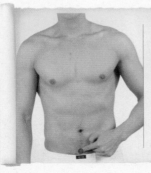

叁 关元

- **定位** 位于下腹部，前正中线上，当脐中下3寸。
- **按摩** 用掌根按揉关元穴，力度由轻渐重。

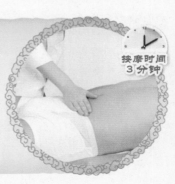

按摩时间 3分钟

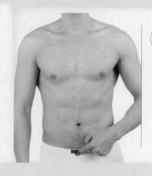

肆 中极

- **定位** 位于下腹部，前正中线上，当脐中下4寸。
- **按摩** 用掌根按揉中极穴，力度宜轻柔。

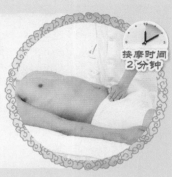

按摩时间
2分钟

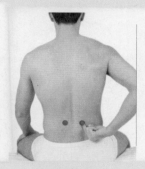

伍 肾俞

- **定位** 位于腰部，当第二腰椎棘突下，旁开1.5寸。
- **按摩** 用拇指指腹按揉肾俞穴，手法不宜过重，持续按揉。

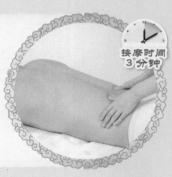

按摩时间
3分钟

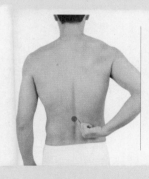

陆 命门

- **定位** 位于腰部，后正中线上，第二腰椎棘突下凹陷中。
- **按摩** 用拇指指腹按揉命门穴，以潮红发热为度。

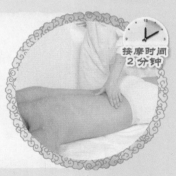

按摩时间
2分钟

穴位治病解析

　　神阙通经行气；气海益气助阳、调经固经；关元固本培元、导赤通淋；中极益肾助阳、通经止带；肾俞益肾助阳、调节生殖功能；命门补肾壮阳。六穴配伍，可以有效防治阳痿。

遗精
——精神萎靡腰膝软

遗精是指无性交而精液自行外泄的一种男性疾病。一般成年男性遗精1周不超过一次属正常的生理现象；如果一周数次或一日数次，并伴有精神萎靡、腰酸腿软、心慌气喘，则属于病理性。

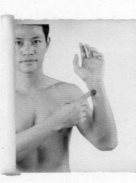

壹 内关

- **定位** 位于前臂掌侧，曲泽与大陵的连线上，腕横纹上2寸，掌长肌腱与桡侧腕屈肌腱之间。

- **按摩** 用拇指按压内关穴。

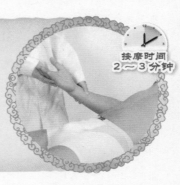

按摩时间 2～3分钟

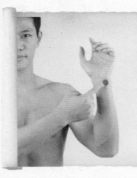

贰 神门

- **定位** 位于腕部，腕掌侧横纹尺侧，尺侧腕屈肌腱的桡侧凹陷处。

- **按摩** 将拇指指腹放于神门穴上按揉。

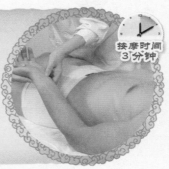

按摩时间 3分钟

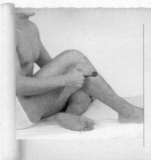

叁 足三里

- **定位** 位于小腿前外侧，犊鼻下3寸，距胫骨前缘一横指（中指）。

- **按摩** 将拇指指尖放于足三里穴上，微用力压揉。

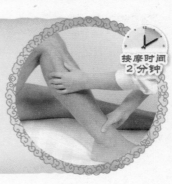

按摩时间 2分钟

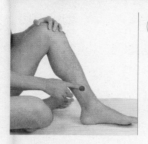

肆 三阴交

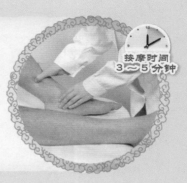

按摩时间
3～5分钟

- **定位** 位于小腿内侧，足内踝尖上3寸，胫骨内侧缘后方。
- **按摩** 将拇指指尖放于三阴交穴上，微用力压揉。

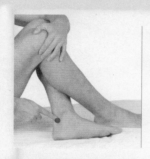

伍 太溪

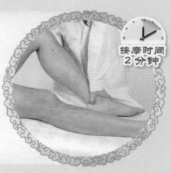

按摩时间
2分钟

- **定位** 位于足内侧，内踝后方，内踝尖与跟腱之间的凹陷处。
- **按摩** 将拇指指尖放于太溪穴上，微用力掐按，以局部有酸胀感为宜。

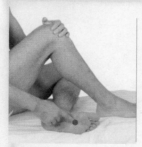

陆 涌泉

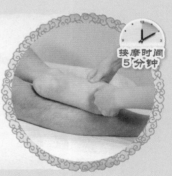

按摩时间
5分钟

- **定位** 位于足底部，蜷足时足前部凹陷处，约足底二、三趾趾缝纹头端与足跟连线的前1/3与后2/3交点上。
- **按摩** 用食指关节顶按涌泉穴。

穴位治病解析

内关宁心安神、理气止痛；神门宁心安神；足三里生发胃气、燥化脾湿；三阴交健脾利湿、补益肝肾；太溪补益肾气；涌泉散热、利咽、清头目。六穴配伍，可以有效防治遗精。

不育症

——女方健康生育难

不育症指正常育龄夫妇婚后两年有正常性生活，长期不避孕，却未生育。在已婚夫妇中发生不育者有15%，其中单纯女性因素为50%，单纯男性因素为30%左右。男性多因男性内分泌疾病、生殖道感染、男性性功能障碍等引起。

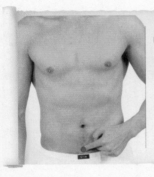

壹 关元

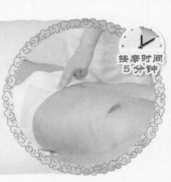

按摩时间 5分钟

- **定位** 位于下腹部，前正中线上，当脐中下3寸。
- **按摩** 用手指指腹先顺时针按揉，再逆时针按揉，以局部感到酸胀为佳。

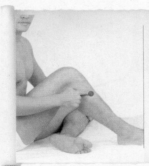

贰 足三里

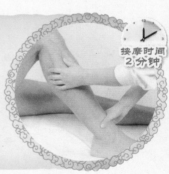

按摩时间 2分钟

- **定位** 位于小腿前外侧，犊鼻下3寸，距胫骨前缘一横指（中指）。
- **按摩** 用拇指指腹按揉足三里穴，以潮红发热为度。

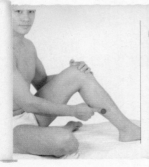

叁 蠡沟

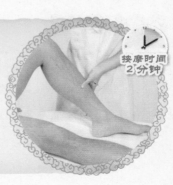

按摩时间 2分钟

- **定位** 位于小腿内侧，足内踝尖上5寸，胫骨内侧面的中央。
- **按摩** 用拇指指腹按揉蠡沟穴，以潮红发热为度。

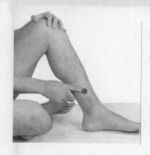

肆 三阴交

- ● **定位** 位于小腿内侧，足内踝尖上3寸，胫骨内侧缘后方。
- ● **按摩** 用拇指指腹掐按三阴交穴，以潮红发热为度。

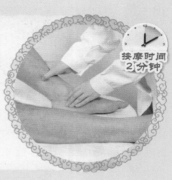

按摩时间 2分钟

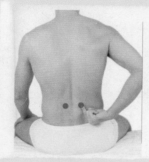

伍 肾俞

- ● **定位** 位于腰部，当第二腰椎棘突下，旁开1.5寸。
- ● **按摩** 先用拇指指腹按压肾俞穴，再顺时针按揉，然后逆时针按揉。

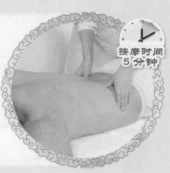

按摩时间 5分钟

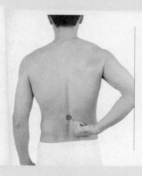

陆 命门

- ● **定位** 位于腰部，后正中线上，第二腰椎棘突下凹陷中。
- ● **按摩** 用拇指指腹按揉命门穴，以潮红发热为度。

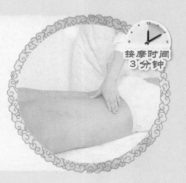

按摩时间 3分钟

穴位治病解析

　　关元固本培元、导赤通淋；足三里生发胃气、燥化脾湿；蠡沟疏肝理气；三阴交健脾利湿、补益肝肾；肾俞益肾助阳、调节生殖功能；命门补肾壮阳。六穴配伍，可以有效防治不育症。

高脂血症

——血脂增高病变险

血清中的胆固醇、三酰甘油增高，或二者同时增高，称为高脂血症。高脂血症可引起一些严重危害人体健康的疾病，如脑卒中、冠心病、心肌梗死、心脏猝死等危险病症。

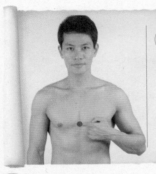

壹 膻中

- **定位** 位于胸部，前正中线上，平第四肋间，两乳头连线的中点。
- **按摩** 将食指、中指、无名指并拢放于膻中穴上按揉。

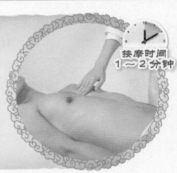

按摩时间
1～2分钟

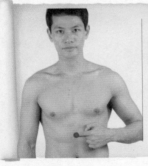

贰 中脘

- **定位** 位于上腹部，前正中线上，当脐中上4寸。
- **按摩** 将食指、中指、无名指并拢，由上至下，稍用力推揉中脘穴。

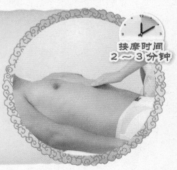

按摩时间
2～3分钟

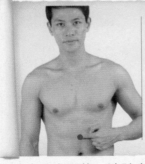

叁 建里

- **定位** 位于上腹部，前正中线上，当脐中上3寸。
- **按摩** 将食指、中指并拢，由上至下，用力推揉建里穴。

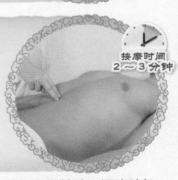

按摩时间
2～3分钟

● 膻中活血通络、清肺宽胸；中脘健脾化湿、促消化；建里和胃健脾、通降腑气。三穴配伍，可缓解高脂血症病情。

糖尿病

——三多一少脏腑伤

糖尿病是一种机体内胰岛素分泌相对或绝对不足，引起糖、脂肪及蛋白质代谢功能紊乱的内分泌代谢异常疾病。临床上可出现多尿、烦渴、多饮、多食、消瘦等表现。糖尿病发病严重的时候，会出现酮症酸中毒昏迷，有可能危及生命。

壹 胰俞

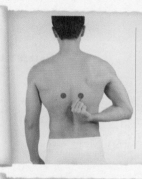

- **定位** 位于背部，当第八胸椎棘突下，旁开1.5寸。
- **按摩** 将拇指指腹放于胰俞穴上点揉。

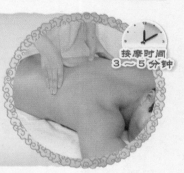

按摩时间 3~5分钟

贰 三焦俞

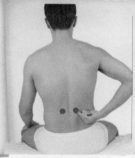

- **定位** 位于腰部，当第一腰椎棘突下，旁开1.5寸。
- **按摩** 将拇指指腹放于三焦俞穴上，其余四指附于腰部，微用力压揉，以有酸胀感为宜。

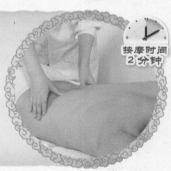

按摩时间 2分钟

叁 肾俞

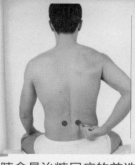

- **定位** 位于腰部，当第二腰椎棘突下，旁开1.5寸。
- **按摩** 双手交叠，放在肾俞穴上，用手掌根部按揉，力度由轻到重。

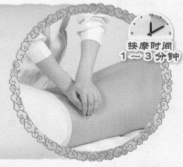

按摩时间 1~3分钟

● 胰俞是治糖尿病的首选穴，可有效调节血糖；三焦俞调三焦、利水强腰；肾俞培补肾气、调节生殖功能。三穴配伍，可以很好地缓解糖尿病病情。

痛风

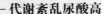
——代谢紊乱尿酸高

　　痛风又称高尿酸血症，是由于体内嘌呤的新陈代谢发生紊乱，导致尿酸产生过多或排出减少所引起的疾病，属于关节炎的一种。尿酸过高，尿酸盐结晶沉积在关节、软骨和肾脏中，病变常侵犯关节、肾脏等组织引起反复发作性炎性疾病。

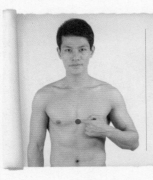

壹 膻中

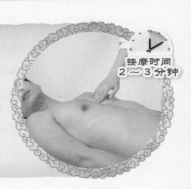

按摩时间
2～3分钟

- **定位** 位于胸部，前正中线上，平第四肋间，两乳头连线中点。

- **按摩** 将食指、中指、无名指并拢放于膻中穴上按揉。

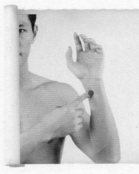

贰 内关

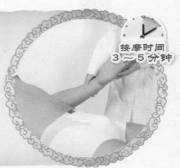

按摩时间
3～5分钟

- **定位** 位于前臂掌侧，曲泽与大陵的连线上，腕横纹上2寸，掌长肌腱与桡侧腕屈肌腱之间。

- **按摩** 用拇指按揉内关穴。

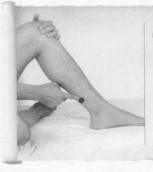

叁 复溜

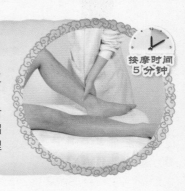

按摩时间
5分钟

- **定位** 位于小腿内侧，太溪直上2寸，跟腱的前方。

- **按摩** 拇指与食指、中指相对成钳形，用力捏住复溜穴，做一收一放的揉捏动作。

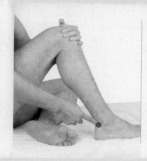

肆 昆仑

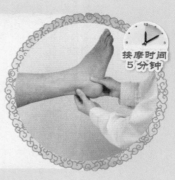

按摩时间
5分钟

- **定位** 位于足部外踝后方，当外踝尖与跟腱之间的凹陷处。
- **按摩** 用拇指、食指、中指捏揉昆仑穴，力度适中。

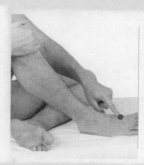

伍 太冲

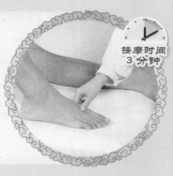

按摩时间
3分钟

- **定位** 位于足背侧，当第一跖骨间隙的后方凹陷处。
- **按摩** 用拇指指腹掐按太冲穴，力度适中。

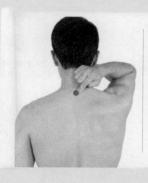

陆 大椎

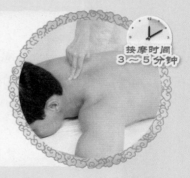

按摩时间
3～5分钟

- **定位** 位于后正中线上，第七颈椎棘突下凹陷中。
- **按摩** 将食指、中指并拢放于大椎穴上，中指用力按揉。

穴位治病解析

　　膻中活血通络、清肺宽胸；内关宁心安神、理气止痛；复溜补肾益气、利水通淋；昆仑安神清热、舒经活络；太冲疏肝养血、清利下焦；大椎祛风散寒、截疟止痫。六穴配伍，可以有效防治痛风。

甲亢

——眼突腺肿代谢高

　　甲亢，俗称"大脖子病"。由于甲状腺激素分泌增多，造成各系统的兴奋和代谢亢进。表现为多食、消瘦、畏热、好动、多汗、失眠、激动、易怒等高代谢症候群，出现不同程度的甲状腺肿大和眼突、手颤等特征。

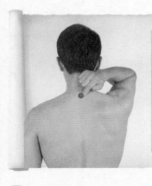

壹 大椎

- **定位** 位于后正中线上，第七颈椎棘突下凹陷中。
- **按摩** 将食指、中指并拢放于大椎穴上，中指用力按揉。

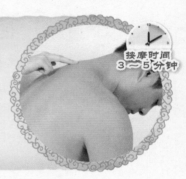

按摩时间 3～5分钟

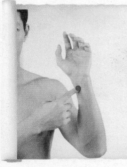

贰 内关

- **定位** 位于前臂掌侧，曲泽与大陵的连线上，腕横纹上2寸，掌长肌腱与桡侧腕屈肌腱之间。
- **按摩** 用拇指按揉内关穴。

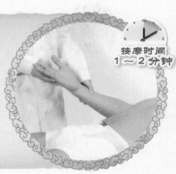

按摩时间 1～2分钟

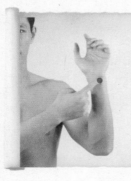

叁 神门

- **定位** 位于腕部腕掌侧横纹尺侧端，尺侧腕屈肌腱的桡侧凹陷处。
- **按摩** 拇指放于神门穴上，食指顶于掌面，由轻渐重地掐揉。

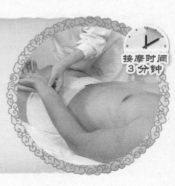

按摩时间 3分钟

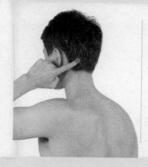

肆 风池

- **定位** 位于项部，枕骨之下，与风府相平，胸锁乳突肌与斜方肌上端之间的凹陷处。
- **按摩** 拇指和食指相对成钳形拿捏风池穴。

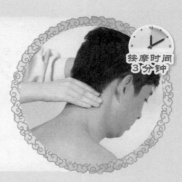

按摩时间 3分钟

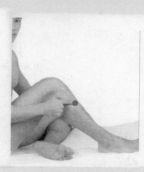

伍 足三里

- **定位** 位于小腿前外侧，犊鼻下3寸，距胫骨前缘一横指（中指）。
- **按摩** 用拇指指腹来回按揉足三里穴，力度由轻渐重。

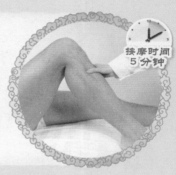

按摩时间 5分钟

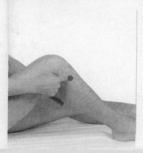

陆 阳陵泉

- **定位** 位于小腿外侧，腓骨头前下方凹陷处。
- **按摩** 用拇指指腹来回按揉阳陵泉穴，力度适中。

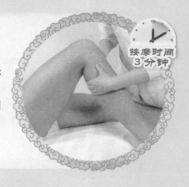

按摩时间 3分钟

穴位治病解析

大椎祛风散寒、截疟止痛；内关宁心安神、理气止痛；神门宁心安神；风池平肝息风、通利官窍；足三里生发胃气、燥化脾湿；阳陵泉疏肝解郁。六穴配伍，可以有效防治甲亢。

疝气
——气虚不固疝气生

疝气，即人体组织或器官一部分离开了原来的部位，通过人体间隙、缺损或薄弱部位进入另一部位的状态，俗称"小肠串气"。疝气多是因为打喷嚏、用力过度、腹部过肥、用力排便、老年腹壁强度退行性变等原因引起。

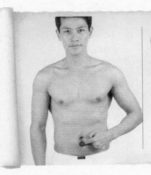

壹 气海

- **定位** 位于下腹部，前正中线上，当脐中下1.5寸。
- **按摩** 用手掌心来回搓按气海穴，力度适中。

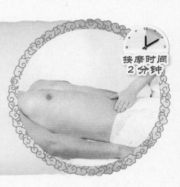

按摩时间
2分钟

贰 关元

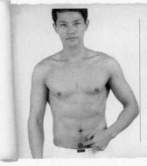

- **定位** 位于下腹部，前正中线上，当脐中下3寸。
- **按摩** 用手掌心来回搓热关元穴，力度由轻渐重。

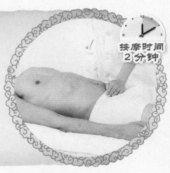

按摩时间
2分钟

叁 归来

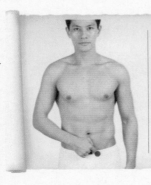

- **定位** 位于下腹部，当脐中下4寸，距前正中线2寸。
- **按摩** 双手从下往上推按归来穴，至腹部潮红发热。

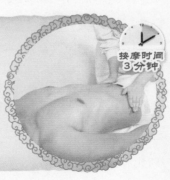

按摩时间
3分钟

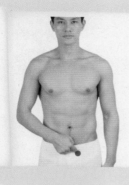

肆 气冲

- ● **定位** 位于腹股沟稍上方，脐中下5寸，距前正中线2寸。
- ● **按摩** 将食指、中指、无名指并拢，左右方向推按气冲穴，至腹部潮红发热。

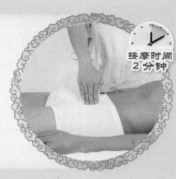

按摩时间
2分钟

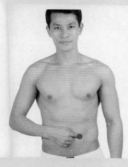

伍 天枢

- ● **定位** 位于腹中部,距脐中2寸。
- ● **按摩** 双手从下往上推按天枢穴，至腹部潮红发热。

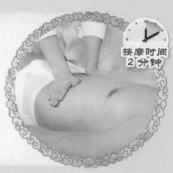

按摩时间
2分钟

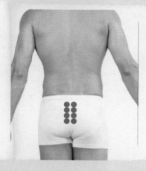

陆 八髎

- ● **定位** 位于骶部，分别在第一、第二、第三、第四骶后孔中，合称"八髎"。
- ● **按摩** 用掌心迅速搓热八髎穴，从下往上，力度不宜太重。

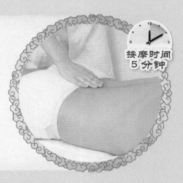

按摩时间
5分钟

穴位治病解析

　　气海益气助阳、调经固经；关元固本培元、导赤通淋；归来活血化瘀；气冲调经血、理气止痛；天枢调理胃肠、消炎止泻；八髎调经止痛、补肾壮阳。六穴配伍，可以有效防治疝气。

肥胖症

—— 脂肪沉积易生变

　　肥胖症是指人体脂肪沉积过多，超出了标准体重的20％。人体的身高和体重之间的比例关系为：体重（千克）＝身高（厘米）–105（女性–100）。如果脂肪增多，体重增加，超过标准体重20％以上，并且脂肪百分比超过30％者就被称为患有肥胖症。肥胖严重者容易引发多种疾病。

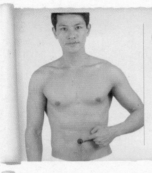

壹 神阙

- ● **定位** 位于腹中部，脐中央。
- ● **艾灸** 点燃艾灸盒灸治神阙穴，至感觉局部皮肤温热舒适而不灼烫为度。

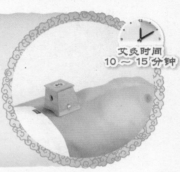

艾灸时间
10～15分钟

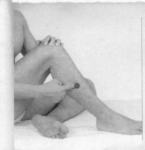

贰 丰隆

- ● **定位** 位于小腿前外侧，外踝尖上8寸，条口外，距胫骨前缘二横指（中指）。
- ● **艾灸** 用艾条温和灸丰隆穴，以出现循经感传现象为佳。

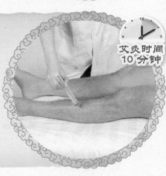

艾灸时间
10分钟

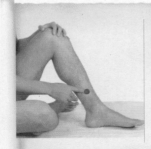

叁 三阴交

- ● **定位** 位于小腿内侧，足内踝尖上3寸，胫骨内侧缘后方。
- ● **艾灸** 用艾条温和灸三阴交穴，以达至受灸者能忍受的最大热度为佳。

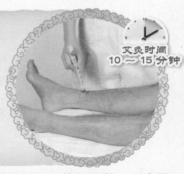

艾灸时间
10～15分钟

● 神阙健运脾胃、温阳固脱；丰隆健脾祛湿；三阴交健脾利湿、兼调肝肾。三穴配伍，有助于缓解肥胖症。

中暑

—— 头痛头晕又口渴

中暑，指因高温和热辐射，机体出现以体温调节障碍，水、电解质代谢紊乱及神经系统与循环系统障碍为主要表现的急性疾病。主要症状有头痛、头晕、口渴、多汗、发热、呕吐、胸闷、四肢无力发酸，重者头痛剧烈、昏迷、痉挛。

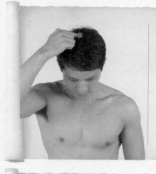

壹 百会

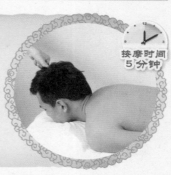

按摩时间 5 分钟

- **定位** 位于头部，当前发际正中直上 5 寸，或两耳尖连线的中点处。
- **按摩** 用拇指指腹稍用力按揉百会穴，力度由轻渐重。

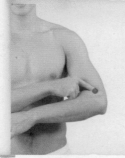

贰 曲池

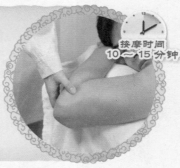

按摩时间 10～15 分钟

- **定位** 位于肘横纹外侧端，屈肘，当尺泽与肱骨外上髁连线中点。
- **按摩** 用拇指指腹按压曲池穴，以局部有酸胀感为宜。

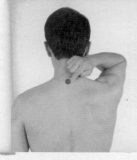

叁 大椎

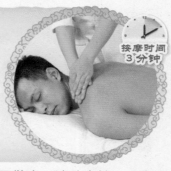

按摩时间 3 分钟

- **定位** 位于后正中线上，第七颈椎棘突下凹陷中。
- **按摩** 将双掌重叠，用掌心按揉大椎穴，力度适中，以局部潮红为宜。

●百会提神醒脑；曲池清热和营、降逆活络；大椎祛风散寒、清脑宁神。三穴配伍，可以有效防治中暑。

水肿

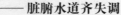

——脏腑水道齐失调

　　水肿是指血管外的组织间隙中有过多的体液积聚，全身出现气化功能障碍的一种表现，与肺、脾、肾、三焦各脏腑密切相关。依据症状表现不同而分为阳水、阴水两类，常见于肾炎、肺心病、肝硬化、营养障碍及内分泌失调等疾病。

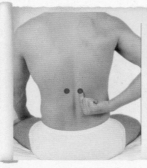

壹 脾俞

- **定位** 位于背部，当第十一胸椎棘突下，旁开1.5寸。
- **艾灸** 点燃艾灸盒灸治脾俞穴，至感觉局部皮肤温热舒适而不灼烫为宜。

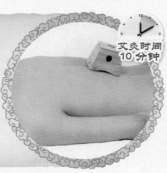

艾灸时间
10分钟

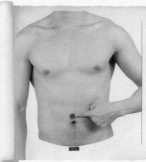

贰 水分

- **定位** 位于上腹部，前正中线上，当脐中上1寸。
- **艾灸** 用艾炷隔姜灸水分穴，若感到局部皮肤有灼痛感时，可略略提起姜片。

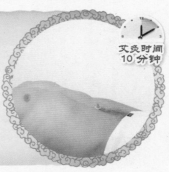

艾灸时间
10分钟

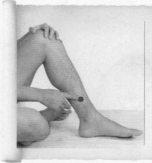

叁 三阴交

- **定位** 位于小腿内侧，足内踝尖上3寸，胫骨内侧缘后方。
- **艾灸** 用艾条回旋灸三阴交穴，以穴位处皮肤潮红为度。

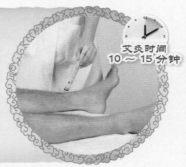

艾灸时间
10～15分钟

● 脾俞健脾和胃、利湿升清；水分理气止痛；三阴交健脾利湿、兼调肝肾。三穴配伍，有助于缓解水肿。

月经不调

—— 周期经色经量变

月经是受垂体前叶及卵巢内分泌激素的调节而呈现的有规律的周期性子宫内膜脱落现象。月经不调是指月经的周期、经色、经量、经质发生了改变。如垂体前叶或卵巢功能异常就会发生月经不调。中医认为本病多由肾虚而致冲任功能失调，或肝热不能藏血、脾虚不能生血等而致。

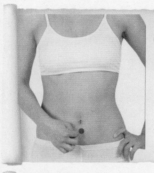

壹 气海

- **定位** 位于下腹部，前正中线上，当脐中下 1.5 寸。
- **艾灸** 将燃着的艾灸盒固定在气海穴上施灸，热力要能够深入体内，直达病所。

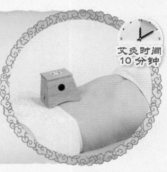

艾灸时间 10 分钟

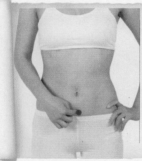

贰 关元

- **定位** 位于下腹部，前正中线上，当脐中下 3 寸。
- **艾灸** 将燃着的艾灸盒固定在关元穴上施灸，至感觉局部温热舒适而不灼烫为宜。

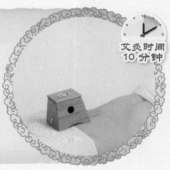

艾灸时间 10 分钟

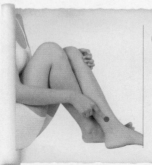

叁 三阴交

- **定位** 位于小腿内侧，足内踝尖上 3 寸，胫骨内侧缘后方。
- **艾灸** 用艾条雀啄灸三阴交穴，以施灸部位出现深红晕为度。

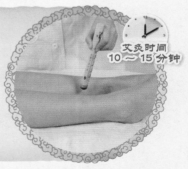

艾灸时间 10～15 分钟

● 气海益气助阳、调经固经；关元固本培元、导赤通淋；三阴交健脾利湿、补益肝肾。三穴配伍，可有效防治月经不调。

痛经
——经来小腹痛难忍

痛经是指妇女月经来潮时及行经前后出现小腹胀痛和下腹剧痛等症状。痛经分为原发性痛经和继发性痛经两种。原发性痛经又称为功能性痛经，指生殖器官并没有明显异常而出现痛经的现象。继发性痛经则是由生殖器官病变如子宫内膜异位症、盆腔炎、肿瘤等导致的痛经。

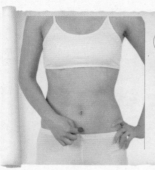

壹 关元

- ● **定位** 位于下腹部，前正中线上，当脐中下3寸。
- ● **按摩** 将手掌掌根紧贴在关元穴上，以顺时针的方向揉动。

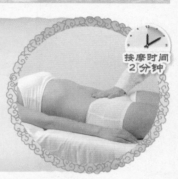

按摩时间 2分钟

贰 肾俞

- ● **定位** 位于腰部，当第二腰椎棘突下，旁开1.5寸。
- ● **按摩** 将双手掌重叠，用手掌在肾俞穴上用力向下按压。

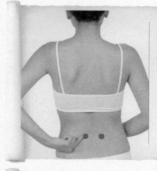

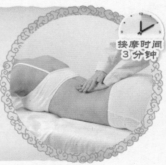

按摩时间 3分钟

叁 八髎

- ● **定位** 位于骶部，分别在第一、第二、第三、第四骶后孔中，合称"八髎"。
- ● **按摩** 用手掌来回摩擦八髎穴，以局部潮红发热为度。

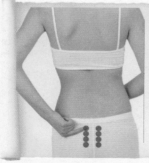

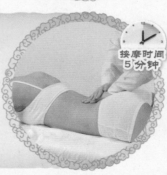

按摩时间 5分钟

● 关元固本培元、导赤通淋；肾俞益肾助阳、调节生殖功能；八髎调经止痛、补肾壮阳。三穴配伍，可以有效防治痛经。

妇
产
科
疾
病

闭经

——功能失调经不来

闭经是妇科病中常见的症状，可由各种不同的原因引起。通常分为原发性和继发性两种。凡年过 18 岁仍未行经者称为原发性闭经；在月经初潮以后，正常绝经以前的任何时间内（妊娠或哺乳期除外），月经闭止超过 6 个月者称为继发性闭经。

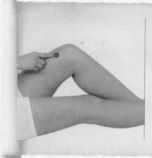

壹 血海

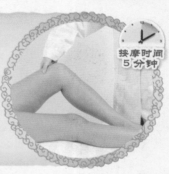

按摩时间
5 分钟

● **定位** 屈膝，位于大腿内侧，髌底内侧端上 2 寸，股四头肌内侧头的隆起处。

● **按摩** 用拇指指腹按揉血海穴，以潮红发热为度。

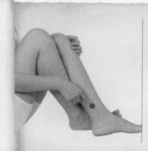

贰 三阴交

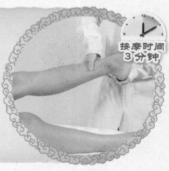

按摩时间
3 分钟

● **定位** 位于小腿内侧，足内踝尖上 3 寸，胫骨内侧缘后方。

● **按摩** 用拇指指腹按压三阴交穴，力度适中，以潮红发热为度。

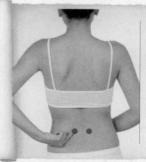

叁 肾俞

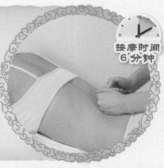

按摩时间
6 分钟

● **定位** 位于腰部，当第二腰椎棘突下，旁开1.5寸。

● **按摩** 双手握拳，对准肾俞穴进行叩击，力度由轻渐重，以能承受为宜。

● 血海健脾化湿、调经统血；三阴交健脾利湿、兼调肝肾；肾俞培补肾气、调节生殖功能。三穴配伍，可以有效防治闭经。

带下病

——湿热气血常为病

　　白带是指妇女阴道内白色或淡黄色的分泌物。在青春期、月经期、妊娠期，白带可能会增多，属正常现象。如果阴道分泌物增多且连绵不断，色黄、色红、带血，或黏稠如脓，或清稀如水，气味腥臭，就是带下病。带下可能是由于生殖道各种炎症或身体衰弱等原因引起的，治疗时应分析病因，对症治疗。

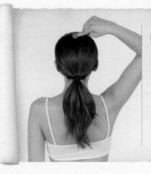

壹 百会

- **定位** 位于头部，当前发际正中直上5寸，两耳尖连线的中点处。
- **按摩** 用拇指指腹轻揉百会穴，感到酸胀时，由重到轻。

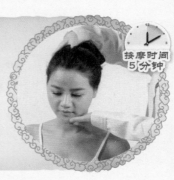

按摩时间 5分钟

贰 肩井

- **定位** 位于肩上，前直乳中，大椎与肩峰端连线的中点上。
- **按摩** 用拇指和食指、中指相对，拿捏肩井穴，频率100次／分钟。

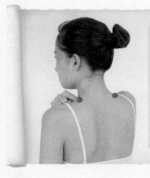

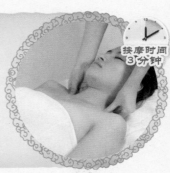

按摩时间 3分钟

叁 气海

- **定位** 位于下腹部，前正中线上，当脐中下1.5寸。
- **按摩** 将手掌根部着力在气海穴上，以顺时针的方向匀速按揉，再以逆时针的方向按揉。

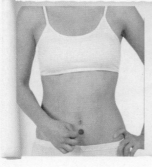

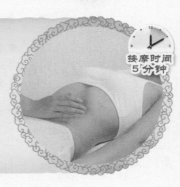

按摩时间 5分钟

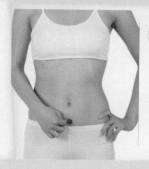

肆 关元

- **定位** 位于下腹部，前正中线上，当脐中下3寸。
- **按摩** 用拇指指腹点按关元穴，先以顺时针的方向按揉，再以逆时针的方向匀速按揉。

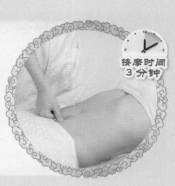

按摩时间
3分钟

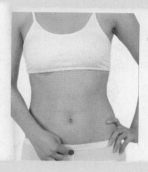

伍 中极

- **定位** 位于下腹部，前正中线上，当脐中下4寸。
- **按摩** 用拇指指腹点按中极穴，先以顺时针的方向按揉，再以逆时针的方向匀速按揉。

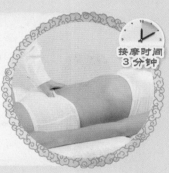

按摩时间
3分钟

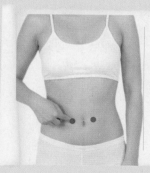

陆 天枢

- **定位** 位于腹中部,距脐中2寸。
- **按摩** 用拇指指腹按揉天枢穴，以潮红发热为度。

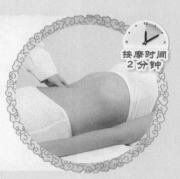

按摩时间
2分钟

穴位治病解析

　　百会提神醒脑、升阳举陷；肩井消炎止痛、祛风解毒；气海益气助阳、调经固经；关元固本培元、导赤通淋；中极益肾助阳、通经止带；天枢消炎止泻。六穴配伍，可以有效防治带下病。

崩漏

—— 势缓势急出血异

崩漏是指妇女非周期性子宫出血，其发病急骤、暴下如注、大量出血者为"崩"；病势缓、出血量少、淋沥不绝者为"漏"。崩与漏在发病过程中两者常因出血量多少互相转化，故临床多以"崩漏"并称。

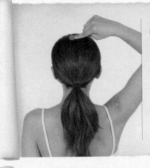

壹 百会

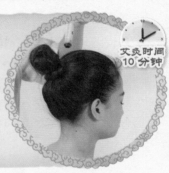

艾灸时间
10分钟

- **定位** 位于头部，当前发际正中直上5寸，或两耳尖连线的中点处。
- **艾灸** 用艾条雀啄灸百会穴，以感到舒适、皮肤潮红为度。

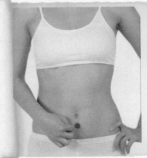

贰 气海

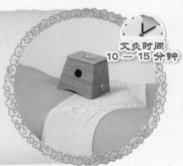

艾灸时间
10～15分钟

- **定位** 位于下腹部，前正中线上，当脐中下1.5寸。
- **艾灸** 点燃艾灸盒灸治气海穴，以施灸部位出现深红晕为度。

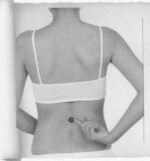

叁 命门

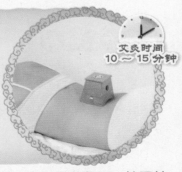

艾灸时间
10～15分钟

- **定位** 位于腰部，后正中线上，第二腰椎棘突下凹陷中。
- **艾灸** 将燃着的艾灸盒放于命门穴上灸治，以感到舒适、无灼痛感、皮肤潮红为度。

●百会安神定志、益寿延年；气海补益回阳、延年益寿；命门温和肾阳、健腰益肾。三穴配伍，可以有效缓解崩漏。

子宫脱垂

——脾虚肾虚脏器脱

子宫脱垂是指子宫从正常位置沿阴道下降，降至宫颈外口达坐骨棘水平以下，甚至子宫全部脱出于阴道口以外。此病多因产育过多，产道及附近组织过度松弛；或在分娩过程中宫颈及子宫内的韧带损伤；或分娩后支持组织未能及时恢复正常所引起。子宫脱垂是一种常见的妇科病，俗称"落袋"或"阴挺"。

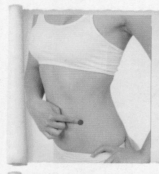

壹 带脉

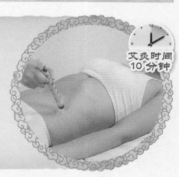

艾灸时间
10 分钟

- **定位** 位于侧腹部，章门下1.8寸，第十一肋骨游离端下方垂线与脐水平线的交点上。
- **艾灸** 用艾条温和灸带脉穴，以施灸部位出现红晕为度。

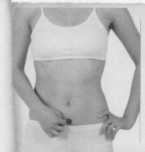

贰 关元

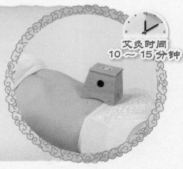

艾灸时间
10 ～ 15分钟

- **定位** 位于下腹部，前正中线上，当脐中下3寸。
- **艾灸** 点燃艾灸盒灸治关元穴，热力要能够深入体内，直达病所。

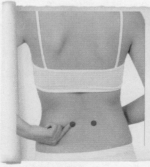

叁 肾俞

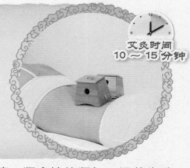

艾灸时间
10 ～ 15分钟

- **定位** 位于腰部，当第二腰椎棘突下，旁开1.5寸。
- **艾灸** 点燃艾灸盒灸治肾俞穴，以感到舒适、无灼痛感、皮肤潮红为度。

●带脉通调气血、温补肝肾；关元固本培元、降浊升清；肾俞培补肾气、调节生殖功能。三穴配伍，有助于缓解子宫脱垂。

慢性盆腔炎
——腰酸低热疼痛多

慢性盆腔炎是指盆腔内生殖器官及盆腔周围结缔组织的慢性炎症，多因急性盆腔炎治疗不及时所致。临床表现主要有下腹坠痛或腰骶部酸痛、拒按，伴有低热、白带多、月经多、不孕等。

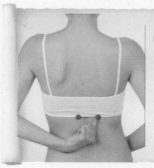

壹 脾俞

- **定位** 位于背部，当第十一胸椎棘突下，旁开1.5寸。
- **按摩** 将拇指指腹放在脾俞穴上，微用力按揉。

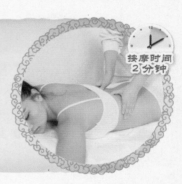

按摩时间 2分钟

贰 胃俞

- **定位** 位于背部，当第十二胸椎棘突下，旁开1.5寸。
- **按摩** 双手握拳，将拳背第二、三掌指关节放在胃俞穴上按揉。

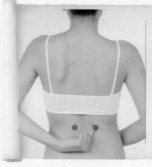

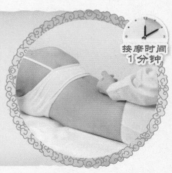

按摩时间 1分钟

叁 肾俞

- **定位** 位于腰部，当第二腰椎棘突下，旁开1.5寸。
- **按摩** 拇指指腹按在肾俞穴上、其余四指附着于腰部按揉。

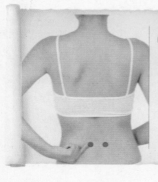

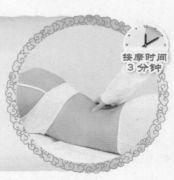

按摩时间 3分钟

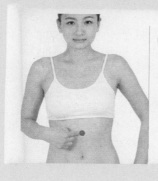

肆 中脘

- **定位** 位于上腹部，前正中线上，当脐中上4寸。
- **按摩** 半握拳，拇指伸直，将拇指指腹放在中脘穴上，适当用力按揉。

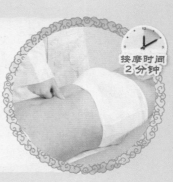

按摩时间
2分钟

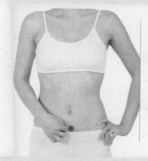

伍 关元

- **定位** 位于下腹部，前正中线上，当脐中下3寸。
- **按摩** 半握拳，拇指伸直，将拇指指腹放在关元穴上，适当用力按揉。

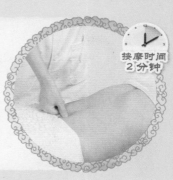

按摩时间
2分钟

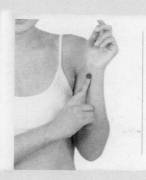

陆 内关

- **定位** 位于前臂掌侧，曲泽与大陵的连线上，腕横纹上2寸，掌长肌腱与桡侧腕屈肌腱之间。
- **按摩** 用拇指按揉内关穴。

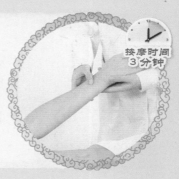

按摩时间
3分钟

穴位治病解析

　　脾俞健脾和胃、利湿升清；胃俞和胃降逆、健脾助运；肾俞益肾助阳、调节生殖功能；中脘健脾化湿；关元固本培元、导赤通淋；内关宁心安神、理气止痛。六穴配伍，可以有效缓解慢性盆腔炎。

乳腺增生

——增生疼痛肿块多

乳腺增生是女性最常见的乳房疾病。乳腺增生症是正常乳腺小叶生理性增生与复旧不全，乳腺正常结构出现紊乱，属于病理性增生，它是既非炎症又非肿瘤的一类病。临床表现为乳房疼痛、乳房肿块及乳房溢液等。本病多认为由内分泌失调、精神、环境因素、服用激素保健品等所致。

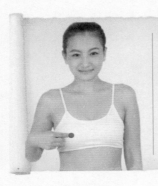

壹 阿是穴

● **定位** 无固定名称与位置，以病痛局部或与病痛有关的压痛或缓解点为腧穴。

● **艾灸** 用艾条温和灸阿是穴，以感到舒适、皮肤潮红为度。

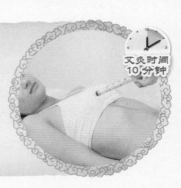

艾灸时间 10 分钟

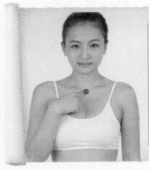

贰 天突

● **定位** 位于颈部，当前正中线上，胸骨上窝中央。

● **艾灸** 用艾条温和灸天突穴，以感到舒适、无灼痛感、皮肤潮红为度。

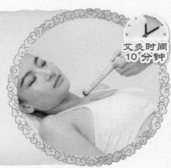

艾灸时间 10 分钟

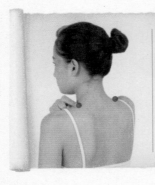

叁 肩井

● **定位** 位于肩上，前直乳中，当大椎与肩峰端连线的中点上。

● **艾灸** 用艾条温和灸肩井穴，以达至受灸者能忍受的最大热度为佳。

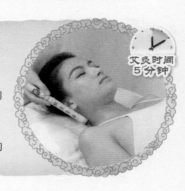

艾灸时间 5 分钟

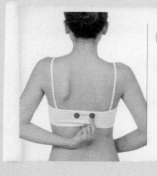

肆 肝俞

- **定位** 位于背部，当第九胸椎棘突下，旁开1.5寸。
- **艾灸** 点燃艾灸盒灸治肝俞穴，以出现明显的循经感传现象为佳。

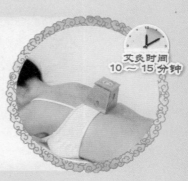

艾灸时间
10～15分钟

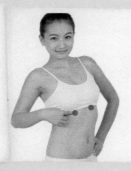

伍 乳根

- **定位** 位于胸部，当乳头直下，乳房根部，第五肋间隙，距前正中线4寸。
- **艾灸** 用艾条温和灸乳根穴，以穴位皮肤潮红为度。

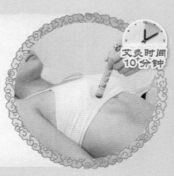

艾灸时间
10分钟

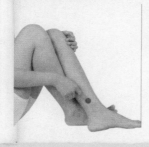

陆 三阴交

- **定位** 位于小腿内侧，当足内踝尖上3寸，胫骨内侧缘后方。
- **艾灸** 用艾条温和灸三阴交穴，以感到舒适、无灼痛感、皮肤潮红为度。

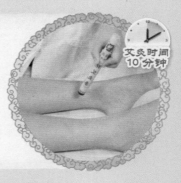

艾灸时间
10分钟

穴位治病解析

　　阿是穴对应增生部位，可以活血化瘀、疏通乳腺、调气醒神；天突理气平喘；肩井消炎止痛、祛风解毒；肝俞疏肝利胆、降火止痉；乳根通乳化瘀；三阴交健脾利湿、补益肝肾。六穴配伍，可以有效防治乳腺增生。

急性乳腺炎
——脓肿变形痛苦大

急性乳腺炎是由细菌感染所致的急性乳房炎症,常在短期内形成脓肿,多由金黄色葡萄球菌或链球菌沿淋巴管入侵所致。多见于产后 2～6 周哺乳妇女,尤其是初产妇。病菌一般从乳头破口或皲裂处侵入,也可直接侵入引起感染。本病发病后若乳腺组织被破坏会引起乳房变形,影响喂奶。

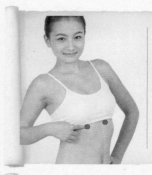

壹 乳根

- **定位** 位于胸部,当乳头直下,乳房根部,第五肋间隙,距前正中线4寸。
- **艾灸** 用艾条温和灸乳根穴,以穴位皮肤潮红为度。

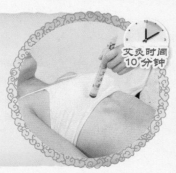

艾灸时间 10分钟

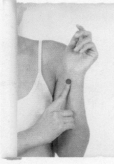

贰 内关

- **定位** 位于前臂掌侧,当曲泽与大陵的连线上,腕横纹上2寸,掌长肌腱与桡侧腕屈肌腱之间。
- **艾灸** 用艾条雀啄灸内关穴。

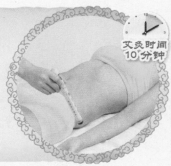

艾灸时间 10分钟

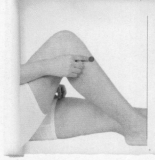

叁 足三里

- **定位** 位于小腿前外侧,犊鼻下3寸,距胫骨前缘一横指(中指)。
- **艾灸** 用艾条回旋灸足三里穴,有温热感为宜。

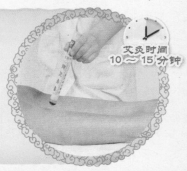

艾灸时间 10～15分钟

● 乳根通乳化瘀;内关宁心安神、理气止痛;足三里燥化脾湿。三穴配伍,可有效防治急性乳腺炎。

产后腹痛

—— 产后血块臭味增

产后腹痛是指女性分娩后下腹部疼痛，是属于分娩后的一种正常现象，一般疼痛2～3天，而后疼痛自然会消失，多则1周以内消失。若超过1周连续腹痛，伴有恶露量增多，有血块、有臭味等，则预示为盆腔内有炎症。

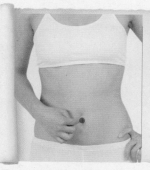

壹 神阙

- **定位** 位于腹中部，脐中央。
- **艾灸** 点燃艾灸盒灸治神阙穴，至感觉局部皮肤温热舒适而不灼烫为宜。

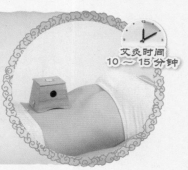

艾灸时间 10～15分钟

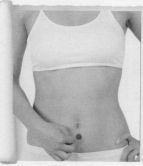

贰 气海

- **定位** 位于下腹部，前正中线上，当脐中下1.5寸。
- **艾灸** 点燃艾灸盒灸治气海穴，至感觉局部皮肤温热舒适而不灼烫为宜。

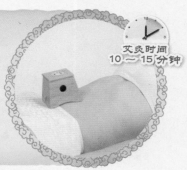

艾灸时间 10～15分钟

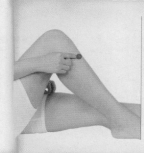

叁 足三里

- **定位** 位于小腿前外侧，犊鼻下3寸，距胫骨前缘一横指（中指）。
- **艾灸** 用艾条温和灸足三里穴，出现循经感传现象为佳。

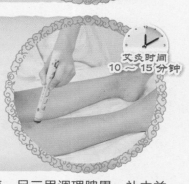

艾灸时间 10～15分钟

● 神阙健运脾胃、温阳固脱；气海补益回阳、延年益寿；足三里调理脾胃、补中益气、防病保健。三穴配伍，有助于缓解产后腹痛。

产后缺乳

——体虚瘀滞乳汁少

产后缺乳是指妇女产后乳汁分泌量少或无，不能满足婴儿的需要。乳汁的分泌与哺乳因素的精神、情绪、营养状况、休息状况和劳动强度都有关系。任何精神上的刺激，如忧虑、惊恐、烦恼、悲伤，都会导致乳汁分泌的减少。乳汁过少可能是由乳腺发育较差、产后出血过多或情绪欠佳等因素引起。

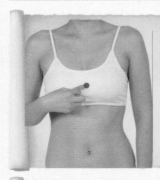

壹 中脘

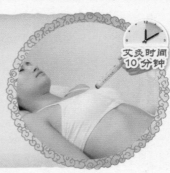

艾灸时间 10分钟

- **定位** 位于胸部，前正中线上，平第四肋间，两乳头连线的中点。
- **艾灸** 用艾条回旋灸膻中穴，至感觉局部温热舒适为宜。

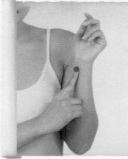

贰 内关

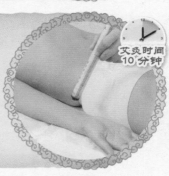

艾灸时间 10分钟

- **定位** 位于前臂掌侧，曲泽与大陵的连线上，腕横纹上2寸，掌长肌腱与桡侧腕屈肌腱之间。
- **艾灸** 用艾条温和灸内关穴。

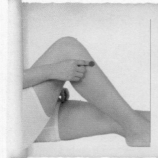

叁 足三里

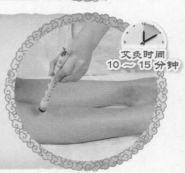

艾灸时间 10～15分钟

- **定位** 位于小腿前外侧，犊鼻下3寸，距胫骨前缘一横指（中指）。
- **艾灸** 用艾条温和灸足三里穴，以感到舒适、皮肤潮红为度。

● 膻中活血通络、清肺止喘；内关宁心安神、和胃理气；足三里调理脾胃、补中益气、防病保健。三穴配伍，有助于缓解产后缺乳。

产后尿潴留
—— 膀胱受压病程长

产后尿潴留是指产后妈妈在分娩 6～8 小时后甚至在月子中，仍然不能正常地将尿液排出，并且膀胱还有饱胀感觉的现象。主要表现为膀胱胀满却无尿意，或是有尿意而尿液排不出来或只排出一部分。

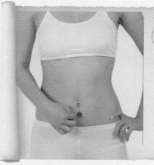

壹 气海

- **定位** 位于下腹部，前正中线上，当脐中下 1.5 寸。
- **艾灸** 将燃着的艾灸盒放于气海穴上灸治，以施灸部位出现红晕为度。

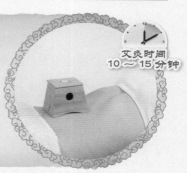

艾灸时间
10～15 分钟

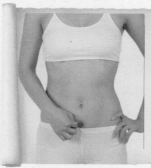

贰 关元

- **定位** 位于下腹部，前正中线上，当脐中下 3 寸。
- **艾灸** 将燃着的艾灸盒放于关元穴上灸治，以感到舒适、无灼痛感、皮肤潮红为度。

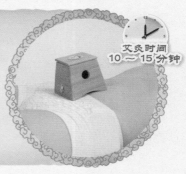

艾灸时间
10～15 分钟

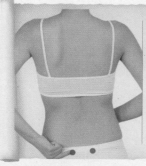

叁 膀胱俞

- **定位** 位于骶部，骶正中嵴旁 1.5 寸，平第二骶后孔。
- **艾灸** 将燃着的艾灸盒放于膀胱俞穴上灸治，热力要能够深入体内，直达病所。

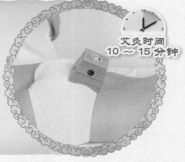

艾灸时间
10～15 分钟

●气海补益回阳、延年益寿；关元固本培元、降浊升清；膀胱俞清热利湿。三穴配伍，有助于缓解产后尿潴留。

更年期综合征
——肾气衰退精神乱

　　更年期综合征是由雌激素水平下降而引起的一系列症状。更年期妇女，由于卵巢功能减退，垂体功能亢进，分泌过多的促性腺激素，引起自主神经功能紊乱，从而程度不同地出现月经变化、面色潮红、心悸、失眠、乏力、抑郁、多虑、情绪不稳定、注意力难以集中等症状，称为"更年期综合征"。

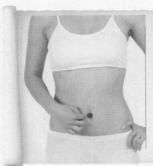

壹 神阙

- **定位** 位于腹中部，脐中央。
- **按摩** 将双手掌心搓热，迅速覆盖在腹部神阙穴上，以环形摩擦，再由上腹向下腹反复推揉。

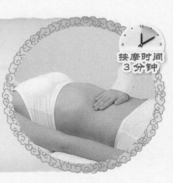

按摩时间
3分钟

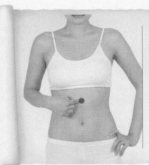

贰 中脘

- **定位** 位于上腹部，前正中线上，当脐中上4寸。
- **按摩** 将食指、中指、无名指并拢，用指腹点揉中脘穴，力度由轻渐重。

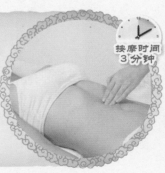

按摩时间
3分钟

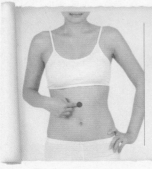

叁 建里

- **定位** 位于上腹部，前正中线上，当脐中上3寸。
- **按摩** 用中指指腹点揉建里穴，力度适中。

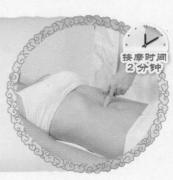

按摩时间
2分钟

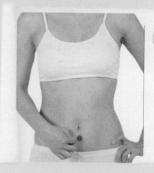

肆 气海

- **定位** 位于下腹部，前正中线上，当脐中下1.5寸。
- **按摩** 用拇指指腹点揉气海穴，力度适中。

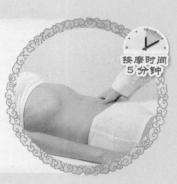

按摩时间
5分钟

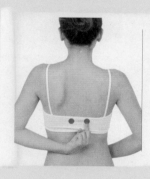

伍 肝俞

- **定位** 位于背部，当第九胸椎棘突下，旁开1.5寸。
- **按摩** 用手掌根部用力推揉背部肝俞穴，反复推揉，直至感到局部酸胀为度。

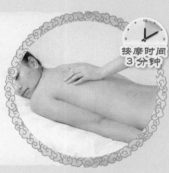

按摩时间
3分钟

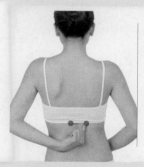

陆 脾俞

- **定位** 位于背部，当第十一胸椎棘突下，旁开1.5寸。
- **按摩** 用手掌根部用力推揉背部脾俞穴，反复推揉，直至感到局部酸胀为度。

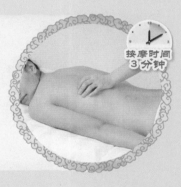

按摩时间
3分钟

穴位治病解析

神阙通经行气；中脘健脾化湿；建里和胃健脾、通降腑气；气海益气助阳、调经固经；肝俞疏肝利胆、降火止痉；脾俞健脾和胃、利湿升清。六穴配伍，可以有效改善更年期综合征。

妇产科疾病

不孕症
—— 男方无病却无子

　　不孕症是指夫妇同居而未避孕，经过较长时间不怀孕者，分原发性不孕和继发性不孕。同居3年以上未受孕者，称原发性不孕；婚后曾有过妊娠，相距3年以上未受孕者，称继发性不孕。多由于流产、妇科疾病、压力大和减肥等引起。

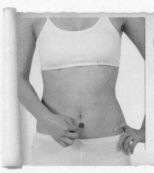

壹 气海

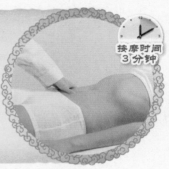

按摩时间 3分钟

- ● **定位** 位于下腹部，前正中线上，当脐中下1.5寸。
- ● **按摩** 将拇指指腹附着于气海穴上，以顺时针的方向按揉。

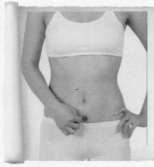

贰 关元

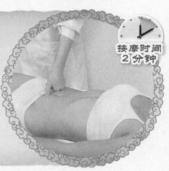

按摩时间 2分钟

- ● **定位** 位于下腹部，前正中线上，当脐中下3寸。
- ● **按摩** 用拇指指腹附着于关元穴上，以顺时针的方向按揉。

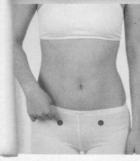

叁 子宫

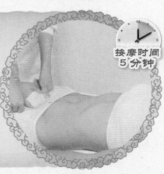

按摩时间 5分钟

- ● **定位** 位于下腹部，当脐中下4寸，中极旁开3寸。
- ● **按摩** 用拇指在子宫穴上用力向下压按。操作时须有节律地一按一松，不可过重、过急。

● 气海补益回阳、延年益寿；关元培元固本、降浊升清；子宫调经止痛、理气和血。三穴配伍，可有效防治不孕症。

颈椎病
——头颈肩臂上胸疼

颈椎病又称颈椎综合征，主要由于颈椎长期劳损、骨质增生，或椎间盘脱出、韧带增厚，致使颈椎脊髓、神经根或椎动脉受压，导致一系列功能障碍的临床综合征。主要临床表现为头、颈、肩、臂、胸背疼痛或麻木、酸沉、放射性痛。

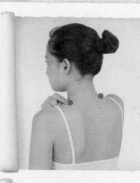

壹 肩井

- **定位** 位于肩上，前直乳中，大椎与肩峰端连线的中点上。
- **按摩** 将双手拇指、食指、中指指腹放于肩井穴上捏揉，力度由轻渐重。

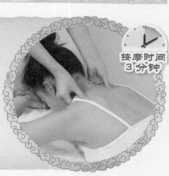

按摩时间 3分钟

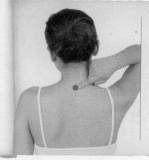

贰 大椎

- **定位** 位于后正中线上，第七颈椎棘突下凹陷中。
- **按摩** 将食指、中指并拢，两指指腹放于大椎穴上，稍用力按揉。

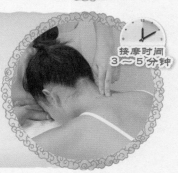

按摩时间 3～5分钟

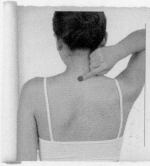

叁 陶道

- **定位** 位于背部，后正中线上，第一胸椎棘突下凹陷中。
- **按摩** 将食指、中指并拢，两指指腹放于陶道穴上，稍用力按揉。

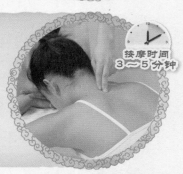

按摩时间 3～5分钟

● 肩井消炎止痛、祛风解毒；大椎祛风散寒、截疟止痛；陶道镇静止痛。三穴配伍，可有效防治颈椎病。

落枕

——风寒外伤经络堵

　　落枕也称"失枕"，是指急性颈部肌肉痉挛、强直、酸胀、疼痛，头颈转动障碍等，轻者可自行痊愈，重者能迁延数周。一般分为风寒阻络型和气滞血瘀型。落枕多因睡卧时体位不当，造成颈部肌肉损伤，或颈部感受风寒，或外伤，致使经络不通、气血凝滞、筋脉拘急而成。

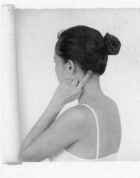

壹 风池

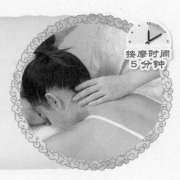

按摩时间 5分钟

- **定位** 位于项部，枕骨之下，与风府相平，胸锁乳突肌与斜方肌上端之间的凹陷处。

- **按摩** 拇指和食指如钳形相对，拿捏风池穴。

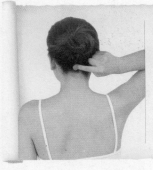

贰 风府

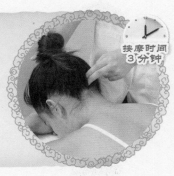

按摩时间 3分钟

- **定位** 位于项部，当后发际正中直上1寸，枕外隆凸直下，两侧斜方肌之间凹陷中。

- **按摩** 将食指与中指并拢放于风府穴上，环形按揉。

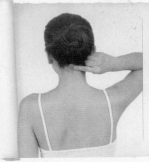

叁 哑门

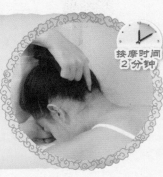

按摩时间 2分钟

- **定位** 位于项部，后发际正中直上0.5寸，第一颈椎下。

- **按摩** 将食指指腹放于哑门穴上稍用力按揉，以局部有酸胀感为宜。

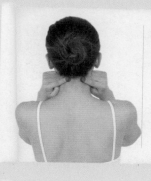

肆 天柱

- **定位** 位于项部，斜方肌外缘之后发际凹陷中，约后发际正中旁开1.3寸。
- **按摩** 用拇指、食指、中指捏揉天柱穴，以有酸胀感为宜。

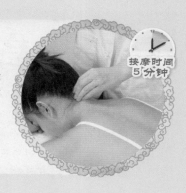

按摩时间 5分钟

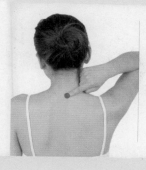

伍 大椎

- **定位** 位于后正中线上，第七颈椎棘突下凹陷中。
- **按摩** 将食指、中指指腹放于大椎穴上，稍用力按揉。

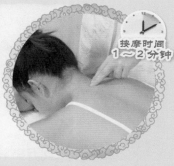

按摩时间 1~2分钟

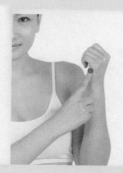

陆 后溪

- **定位** 位于手掌尺侧，微握拳，小指本节（第五掌指关节）后的远侧掌横纹头赤白肉际。
- **按摩** 将拇指指腹放于后溪穴上按揉。

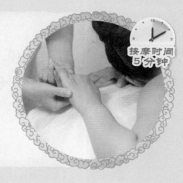

按摩时间 5分钟

穴位治病解析

　　风池平肝息风、通利官窍；风府理气解郁、通利开窍；哑门醒脑开窍、散寒祛湿；天柱行气止痛；大椎祛风散寒、截疟止痛；后溪舒经活络。六穴配伍，可以有效防治落枕。

肩周炎
——活动受限夜间重

　　肩周炎又称肩关节周围，这是肩周肌肉、肌腱、滑囊和关节囊等软组织的慢性炎症。中医认为肩周炎由肩部感受风寒所致，又因患病后胸肩关节僵硬，活动受限，好像冻结了一样，所以称"冻结肩""肩凝症"。本病如得不到有效的治疗，有可能影响肩关节的功能活动，妨碍日常生活。

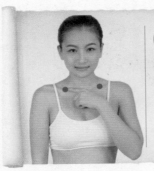

壹 缺盆

● **定位** 位于锁骨上窝中央，距前正中线4寸。

● **按摩** 双手食指、中指紧并，放于缺盆穴上按揉。

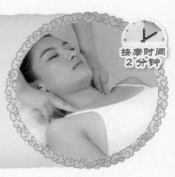

按摩时间
2分钟

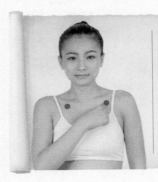

贰 云门

● **定位** 位于胸前壁的外上方，肩胛骨喙突上方，锁骨下窝凹陷处，距前正中线6寸。

● **按摩** 双手食指、中指、无名指紧并，按揉云门穴。

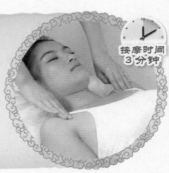

按摩时间
3分钟

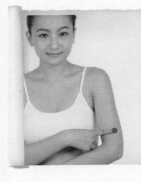

叁 手五里

● **定位** 位于臂外侧，曲池与肩连线上，曲池上3寸处。

● **按摩** 双手拇指放于手五里穴上按揉，其余四指附于手臂上，以局部酸胀为宜。

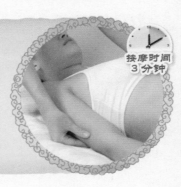

按摩时间
3分钟

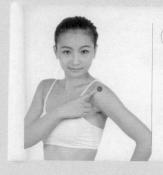

肆 肩髃

- **定位** 位于肩部，三角肌上，臂外展，或向前平伸时，肩峰前下方凹陷处。
- **按摩** 双手拇指放于肩髃穴上按揉，以局部酸胀为宜。

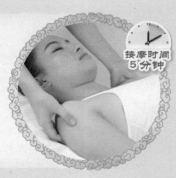

按摩时间
5分钟

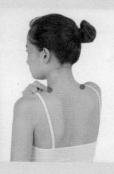

伍 肩井

- **定位** 位于肩上，前直乳中，大椎与肩峰端连线的中点上。
- **按摩** 将双手拇指、食指、中指指腹放于肩井穴上，稍用力捏揉。

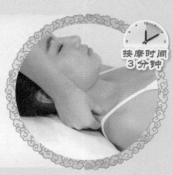

按摩时间
3分钟

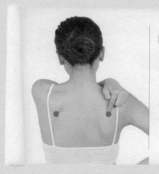

陆 天宗

- **定位** 位于肩胛部，冈下窝中央凹陷处，与第四胸椎相平。
- **按摩** 将双手拇指指腹放于天宗穴上，其余四指握拳，用力按揉。

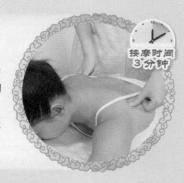

按摩时间
3分钟

穴位治病解析

　　缺盆宽胸利膈、舒经活络；云门清肺理气、泻四肢热；手五里理气散结、舒经活络；肩髃通经活络；肩井消炎止痛、祛风解毒；天宗活血通络、消炎止痛。六穴配伍，可以有效防治肩周炎。

膝关节炎
——红肿疼痛僵硬多

　　膝关节炎是最常见的关节炎，是软骨退行性病变和关节边缘骨赘的慢性进行性退化性疾病。在发病的前期没有明显的症状。继之，其主要症状为膝关节深部疼痛、压痛，关节僵硬僵直、麻木、伸屈不利，无法正常活动，关节肿胀等。

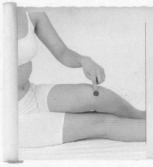

壹 鹤顶

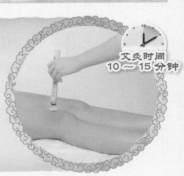

艾灸时间
10～15分钟

● **定位** 位于膝上部，屈膝，髌底的中点上方凹陷处。

● **艾灸** 将姜片置于鹤顶穴上，用艾条温和灸鹤顶穴，有温热感为度。

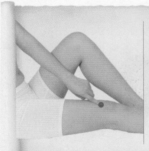

贰 梁丘

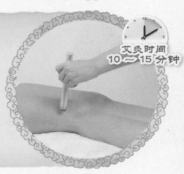

艾灸时间
10～15分钟

● **定位** 屈膝，位于大腿前面，髂前上棘与髌底外侧端的连线上，髌底上2寸。

● **艾灸** 用艾条回旋灸梁丘穴，以感到舒适、无灼痛感为度。

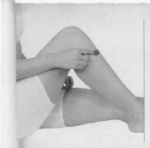

叁 足三里

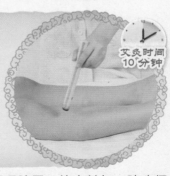

艾灸时间
10分钟

● **定位** 位于小腿前外侧，犊鼻下3寸，距胫骨前缘一横指（中指）。

● **艾灸** 用艾条回旋灸足三里穴，有温热感为度。

● 鹤顶祛风除湿、通络止痛；梁丘调理脾胃；足三里调理脾胃、补中益气、防病保健。三穴配伍，有助于缓解膝关节痛。

骨伤科疾病

腰酸背痛
——寒湿气血肾亏伤

腰酸背痛是指脊柱骨和关节及其周围软组织等病损的一种症状。常用以形容劳累过度。日间劳累症状会加重，休息后可减轻，日积月累，可使肌纤维变性，甚而少量撕裂，形成疤痕或纤维索条或粘连，导致长期慢性腰背痛。

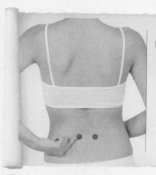

壹 肾俞

● **定位** 位于腰部，当第二腰椎棘突下，旁开1.5寸。

● **按摩** 将双手食指、中指紧并，同时放于肾俞穴上，稍用力点揉。

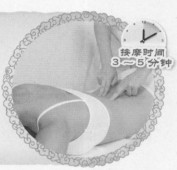

按摩时间 3～5分钟

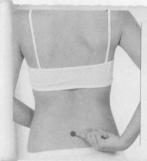

贰 腰阳关

● **定位** 位于腰部，后正中线上，第四腰椎棘突下凹陷中。

● **按摩** 将食指、中指指腹放于腰阳关穴上用力按揉。

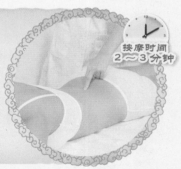

按摩时间 2～3分钟

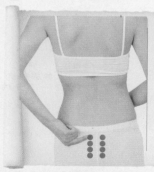

叁 八髎

● **定位** 位于骶部，分别在第一、二、三、四骶后孔中，合称"八髎"。

● **按摩** 将双手手掌放于八髎穴上用力搓揉。

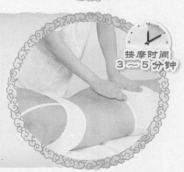

按摩时间 3～5分钟

●肾俞培补肾气、调节生殖功能；腰阳关除湿降浊、强健腰肌；八髎调经活血、理气止痛。三穴配伍，有助于缓解腰酸背痛。

腰椎间盘突出

——腰酸背痛腿麻木

腰椎间盘突出是指由于腰椎间盘退行性改变后弹性下降，致使纤维环破裂，髓核突出，压迫神经根、脊髓而引起的以腰腿痛为主的疾病，主要临床症状有腰痛，可伴有臀部、下肢放射状疼痛。

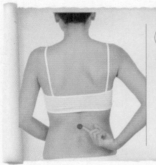

壹 命门

- **定位** 位于腰部，后正中线上，第二腰椎棘突下凹陷中。
- **按摩** 将食指、中指紧并，用手指指腹端点按命门穴。

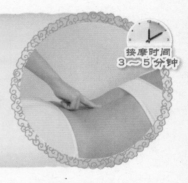

按摩时间
3～5分钟

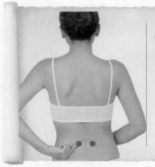

贰 肾俞

- **定位** 位于腰部，当第二腰椎棘突下，旁开1.5寸。
- **按摩** 用双手拇指指腹揉搓肾俞穴，直至感到酸胀为宜。

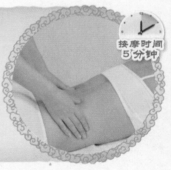

按摩时间
5分钟

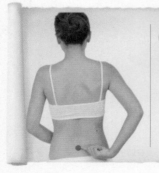

叁 腰阳关

- **定位** 位于腰部，后正中线上，第四腰椎棘突下凹陷中。
- **按摩** 将食指、中指指腹放于腰阳关穴上，指腹用力按揉。

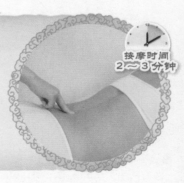

按摩时间
2～3分钟

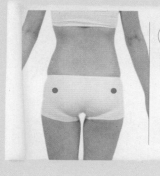

肆 环跳

- **定位** 位于股外侧部，侧卧屈股，股骨大转子最凸点与骶管裂孔连线的外1/3与中1/3交点处。

- **按摩** 食指、中指紧并放于环跳穴上用力按揉。

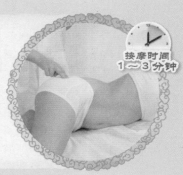

按摩时间
1～3分钟

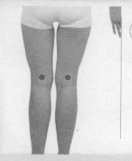

伍 委中

- **定位** 位于腘横纹中点，股二头肌腱与半腱肌肌腱的中间。

- **按摩** 将拇指按于委中穴，由轻渐重按揉。

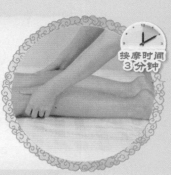

按摩时间
3分钟

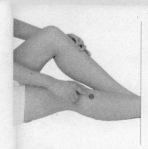

陆 阳陵泉

- **定位** 位于小腿外侧，腓骨头前下方凹陷处。

- **按摩** 将拇指指腹放于阳陵泉穴上按揉。

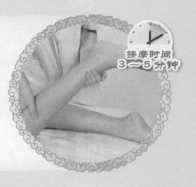

按摩时间
3～5分钟

穴位治病解析

　　命门补肾壮阳；肾俞益肾助阳、调节生殖功能；腰阳关除湿降浊、强健腰膝；环跳利腰腿、通经络；委中舒经活络、凉血解毒；阳陵泉疏肝解郁、强健腰膝。六穴配伍，可以有效缓解腰椎间盘突出。

强直性脊柱炎

——腰背颈臀髋僵硬

骨伤科疾病

　　强直性脊柱炎主要侵犯骶髂关节、脊柱骨突、脊柱旁软组织及外周关节，病情进展期会出现腰、背、颈、臀、髋部疼痛以及关节肿痛，夜间痛或晨僵明显、活动后缓解，足跟痛或其他肌腱附着点疼痛，严重者可发生脊柱畸形和关节强直。

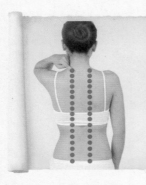

壹 夹脊

- **定位** 位于背腰部，当第一胸椎至第五腰椎棘突下两侧，后正中线旁开0.5寸，一侧17个穴。
- **按摩** 用食指和中指指腹点按夹脊穴。

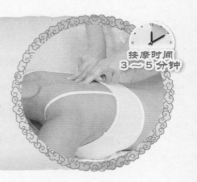

按摩时间 3～5分钟

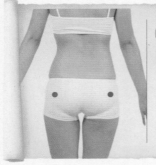

贰 环跳

- **定位** 位于股外侧部，侧卧屈股，股骨大转子最凸点与骶管裂孔连线的外1/3与中1/3交点处。
- **按摩** 用手掌在环跳穴上用力向下压按。

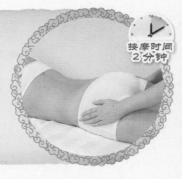

按摩时间 2分钟

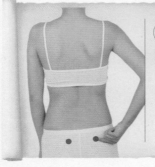

叁 秩边

- **定位** 位于臀部，平第四骶后孔，骶正中嵴旁开3寸。
- **按摩** 用手掌在秩边穴上稍用力向下压按，有节律地一按一松。

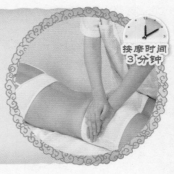

按摩时间 3分钟

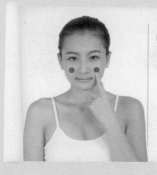

肆 巨髎

- **定位** 位于面部，瞳孔直下，平鼻翼下缘处，鼻唇沟外侧。

- **按摩** 双手食指、中指紧并，以顺时针方向按揉巨髎穴，以感觉酸沉为度。

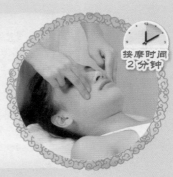

按摩时间 2分钟

伍 风市

- **定位** 位于腿外侧部的中线上，腘横纹上7寸。或直立垂手时，中指尖处。

- **按摩** 用食指、中指按揉风市穴，以潮红发热为度。

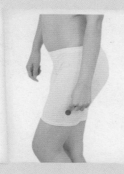

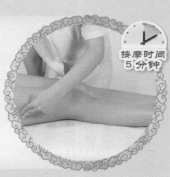

按摩时间 5分钟

陆 阳陵泉

- **定位** 位于小腿外侧，腓骨头前下方凹陷处。

- **按摩** 用食指、中指点按阳陵泉穴，以潮红发热为度。

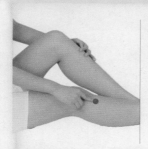

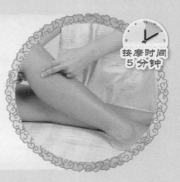

按摩时间 5分钟

穴位治病解析

夹脊调节脏腑、舒经活络；环跳利腰腿、通经络；秩边舒经活络、强健腰膝；巨髎祛风通窍；风市祛风化湿、通经活络；阳陵泉疏肝解郁、强健腰膝。六穴配伍，可以有效缓解强直性脊柱炎。

坐骨神经痛

——腰臀疼痛下肢痿

坐骨神经痛以疼痛放射至一侧或双侧臀部、大腿后侧为特征，是由坐骨神经根受压所致。疼痛有锐痛，有钝痛，有刺痛，也有灼痛，可以是间断的，也可以是持续的。通常只发生在身体一侧，可因咳嗽、喷嚏、弯腰、举重物而加重。根据病因，可以分为根性坐骨神经痛和干性坐骨神经痛两种。

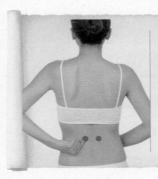

壹 三焦俞

● **定位** 位于腰部，当第一腰椎棘突下，旁开1.5寸。

● **按摩** 用双手拇指指腹按揉三焦俞穴，力度适中。

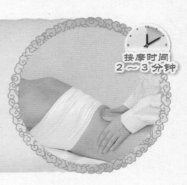

按摩时间 2～3分钟

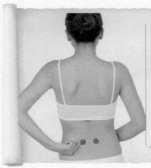

贰 肾俞

● **定位** 位于腰部，当第二腰椎棘突下，旁开1.5寸。

● **按摩** 用双手拇指指腹按揉肾俞穴。

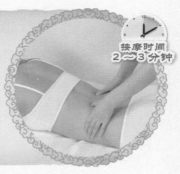

按摩时间 2～3分钟

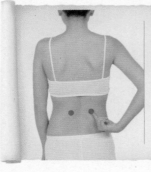

叁 志室

● **定位** 位于腰部，当第二腰椎棘突下，旁开3寸。

● **按摩** 用双手拇指指腹按揉志室穴。

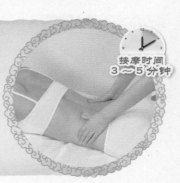

按摩时间 3～5分钟

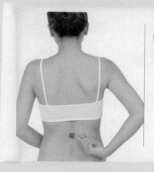

肆 命门

- **定位** 位于腰部，后正中线上，第二腰椎棘突下凹陷中。
- **按摩** 将食指、中指并拢，用两指指腹按压命门穴，以有酸胀感为宜。

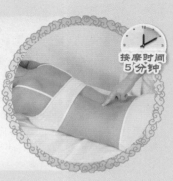

按摩时间 5分钟

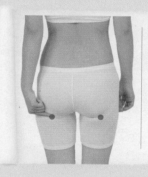

伍 承扶

- **定位** 位于大腿后面，臀下横纹的中点。
- **按摩** 用双手拇指指腹按压承扶穴，以局部有酸胀感为宜。

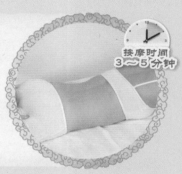

按摩时间 3～5分钟

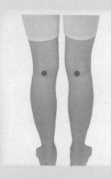

陆 委中

- **定位** 位于腘横纹中点，股二头肌腱与半腱肌肌腱的中间。
- **按摩** 用拇指指尖按压委中穴，力度由轻渐重。

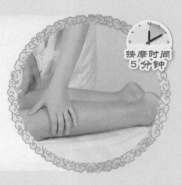

按摩时间 5分钟

穴位治病解析

　　三焦俞调三焦、利水强腰；肾俞益肾助阳；志室补肾、利湿、强腰肾；命门补肾壮阳；承扶通便消痔、舒经活络；委中舒经活络、凉血解毒。六穴配伍，可以有效缓解坐骨神经痛。

急性腰扭伤
——剧烈疼痛拉伤引

急性腰扭伤，俗称闪腰，为腰部软组织包括肌肉、韧带、筋膜等的急性扭伤，主要原因是肢体超限度负重、姿势不正确、动作不协调、突然失足、猛力提物、活动时没有准备、活动范围过大等。急性腰扭伤多见于青壮年。

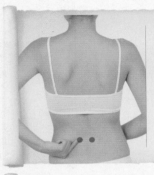

壹 肾俞

- **定位** 位于腰部，当第二腰椎棘突下，旁开1.5寸。
- **艾灸** 点燃艾灸盒灸治肾俞穴，至感觉局部温热舒适而不灼烫为宜。

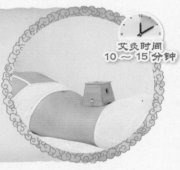

艾灸时间
10～15分钟

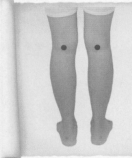

贰 委中

- **定位** 位于腘横纹中点，股二头肌腱与半腱肌肌腱的中间。
- **艾灸** 点燃艾灸盒灸治委中穴，以达至受灸者能忍受的最大热度为佳。

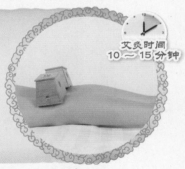

艾灸时间
10～15分钟

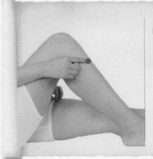

叁 足三里

- **定位** 位于小腿前外侧，犊鼻下3寸，距胫骨前缘一横指（中指）。
- **艾灸** 用艾条回旋灸足三里穴，以出现循经感传现象为佳。

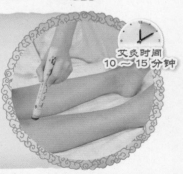

艾灸时间
10～15分钟

● 肾俞益肾助阳；委中舒经活络、凉血解毒；足三里补中益气、防病保健。三穴配伍，可以缓解急性腰扭伤。

网球肘
——肘部疼痛遇雨重

　　网球肘又称肱骨外上髁炎，是一种常见的慢性劳损性疾病。本病起病较慢，多数无明显外伤史，而是有长期使用肘部、腕部活动的劳损史。疼痛是由于负责手腕及手指背向伸展的肌肉重复用力而引起的。患者会在用力抓握或提举物体时感到肘部外侧疼痛。网球肘是过劳性综合征的典型例子。

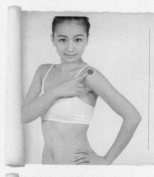

壹 肩髃

● **定位** 位于肩部，三角肌上，臂外展，或向前平伸时，肩峰前下方凹陷处。

● **艾灸** 用艾条悬灸肩髃穴，以感到舒适、无灼痛感为度。

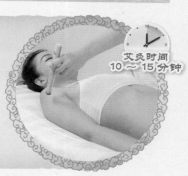

艾灸时间
10～15分钟

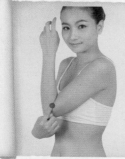

贰 曲池

● **定位** 位于肘横纹外侧端，屈肘，尺泽与肱骨外上髁的连线中点。

● **艾灸** 用艾条悬灸曲池穴，热力要深入体内，直达病所。

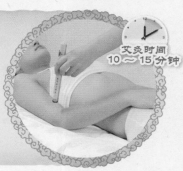

艾灸时间
10～15分钟

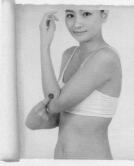

叁 手三里

● **定位** 位于前臂背面桡侧，阳溪与曲池连线上，肘横纹下2寸。

● **艾灸** 用艾条悬灸手三里穴，以达至受灸者能忍受的最大热度为佳。

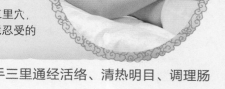

艾灸时间
10～15分钟

● 肩髃通经活络；曲池清热和营、降逆活络；手三里通经活络、清热明目、调理肠胃。三穴配伍，可防治网球肘。

鼠标手

——掌腕麻痛肘萎缩

鼠标手是指人体的正中神经和进入手部的血管在腕管处受到压迫，使腕部、手掌面、手指出现麻、痛、无力感，腕部肌肉或关节麻痹、肿胀，呈刺痛或烧灼样痛，甚至手腕、前臂疲劳酸胀，导致手部肌肉萎缩、瘫痪。

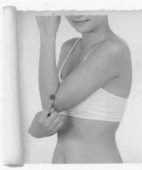

壹 曲池

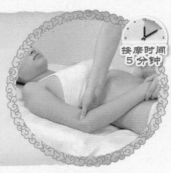

按摩时间 5分钟

- **定位** 位于肘横纹外侧端，屈肘，尺泽与肱骨外上髁的连线中点。
- **按摩** 用拇指指腹按揉曲池穴，力度由轻渐重。

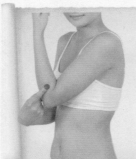

贰 手三里

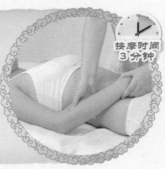

按摩时间 3分钟

- **定位** 位于前臂背面桡侧，阳溪与曲池连线上，肘横纹下2寸。
- **按摩** 用拇指指腹适当用力按揉手三里穴，其余四指附在穴位对侧。

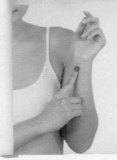

叁 内关

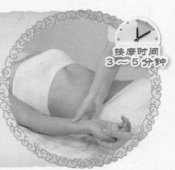

按摩时间 3～5分钟

- **定位** 位于前臂掌侧，曲泽与大陵的连线上，腕横纹上2寸，掌长肌腱与桡侧腕屈肌腱之间。
- **按摩** 用拇指按揉内关穴。

● 曲池清热和营、降逆活络；手三里通经活络、清热明目；内关宁心安神。三穴配伍，可防治鼠标手。

黑眼圈眼袋

——熬夜睡少废物致

　　黑眼圈是由于经常熬夜，睡眠不足，情绪激动，眼部过度疲劳，静脉血管血流速度过于缓慢，导致二氧化碳及代谢废物积累过多，造成眼部色素沉着所致。

壹 太阳

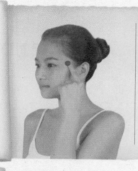

● **定位** 位于颞部，眉梢与目外眦之间，向后一横指的凹陷处。

● **按摩** 两手食指指尖放于太阳穴上，顺时针或逆时针揉太阳穴。

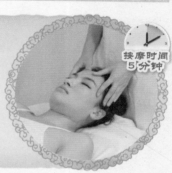

按摩时间 5分钟

贰 四白

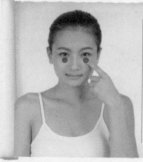

● **定位** 位于面部，瞳孔直下，眶下缘凹陷处。

● **按摩** 用食指指腹点按四白穴，双手同时操作。

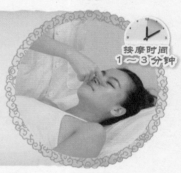

按摩时间 1～3分钟

叁 合谷

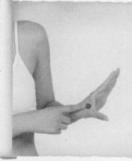

● **定位** 位于手背，第一、二掌骨间，第二掌骨桡侧的中点处。

● **按摩** 拇指和食指两指相对，置于合谷穴处，用扣掐法扣掐。

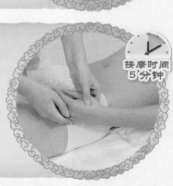

按摩时间 5分钟

●太阳清肝明目、通络止痛；四白祛风明目、通经活络；合谷镇静止痛、通经活络。三穴配伍，可有效改善黑眼圈眼袋。

睑腺炎
——疼痛肿胀眼难睁

睑腺炎俗称针眼。外睑腺炎：发病初期，眼睑局部有红肿，有硬结，有明显的胀疼、压痛，数日后硬结逐渐软化，在睫毛根部形成黄色的脓疱。内睑腺炎：指毛囊附近的睑板腺的急性化脓性炎症，发病初期，眼睑红肿，疼痛感较重。

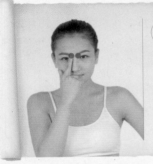

壹 攒竹

- **定位** 位于面部，眉头凹陷中，眶上切迹处。
- **按摩** 将食指指腹放于攒竹穴上，顺时针按揉。

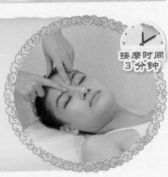

按摩时间 3分钟

贰 太阳

- **定位** 位于颞部，眉梢与目外眦之间，向后约一横指的凹陷处。
- **按摩** 将拇指指尖放于太阳穴上，顺时针或逆时针按揉。

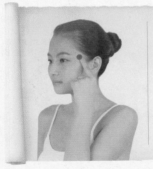

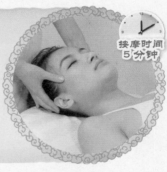

按摩时间 5分钟

叁 内庭

- **定位** 位于足背二、三趾间，趾蹼缘后方赤白肉际处。
- **按摩** 将拇指放于内庭穴上，用力掐揉。

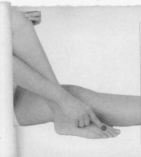

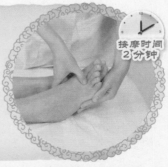

按摩时间 2分钟

● 攒竹清热明目、祛风通络；太阳清肝明目、通络止痛；内庭清胃热、化积滞。三穴配伍，有助于防治睑腺炎。

急性结膜炎

——外邪肺热肝火多

急性结膜炎是由细菌感染引起的急性传染性眼病，俗称红眼病或火眼，中医属天行赤眼范围。本病临床主要表现为畏光、流泪、异物感、显著的结膜充血和有黏液性或脓性分泌物等。本病多发于春夏秋季，且起病急，具有传染性或流行性。

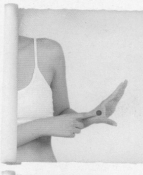

壹 合谷

- **定位** 位于手背，第一、二掌骨间，第二掌骨桡侧的中点处。
- **按摩** 拇指和食指两指相对，置于合谷穴处，用扣掐法扣掐合谷穴。

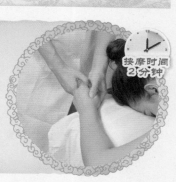

按摩时间 2分钟

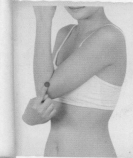

贰 曲池

- **定位** 位于肘横纹外侧端，屈肘，尺泽与肱骨外上髁的连线中点。
- **按摩** 以拇指指腹按压曲池穴，以有酸痛感为度。

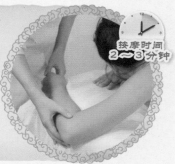

按摩时间 2～3分钟

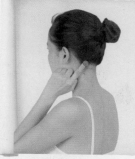

叁 风池

- **定位** 位于项部，枕骨之下，与风府相平，胸锁乳突肌与斜方肌上端之间凹陷处。
- **按摩** 拇指和食指如钳形相对，拿捏风池穴。

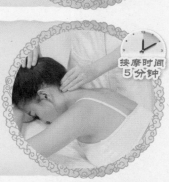

按摩时间 5分钟

● 合谷镇静止痛、通经活络、清热解表；曲池清热和营、降逆活络；风池疏风清热、开窍镇痛。三穴配伍，可防治急性结膜炎。

牙痛

——红肿疼痛不得卧

牙痛是以牙齿及牙龈红肿疼痛为主要表现的口腔疾患，一般是由于口腔不洁，或过食膏粱厚味、胃腑积热、胃火上冲，或风火邪毒侵犯伤及牙齿，或肾阴亏损、虚火上炎、灼烁牙龈等引起病症。

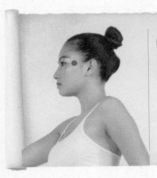

壹 下关

- **定位** 位于面部耳前方，颧弓与下颌切迹所形成的凹陷中。
- **按摩** 将双手食指指腹放于下关穴上，适当用力按揉。

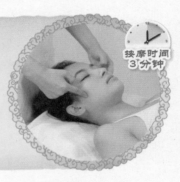

按摩时间
3分钟

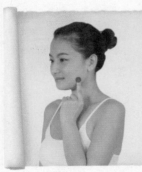

贰 颊车

- **定位** 位于面颊部，下颌角前上方约一横指（中指），咀嚼时咬肌隆起，按之凹陷处。
- **按摩** 将双手拇指指腹放于颊车穴上，由轻渐重按压。

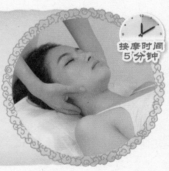

按摩时间
5分钟

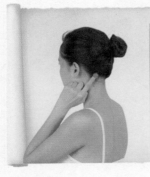

叁 风池

- **定位** 位于项部，枕骨之下，与风府相平，胸锁乳突肌与斜方肌上端之间的凹陷处。
- **按摩** 将拇指指腹放在风池穴上，适当用力按揉。

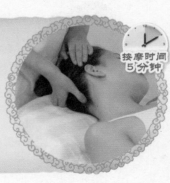

按摩时间
5分钟

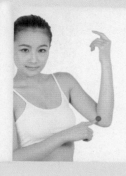

肆 少海

● **定位** 屈肘，位于肘横纹内侧端与肱骨内上髁连线的中点处。

● **按摩** 将拇指指尖放在少海穴上，适当用力掐按。

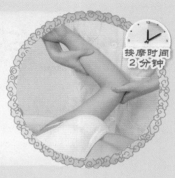

按摩时间 2分钟

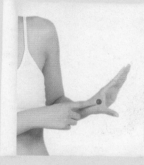

伍 合谷

● **定位** 位于手背，第一、二掌骨间，第二掌骨桡侧的中点处。

● **按摩** 将拇指指尖按于合谷穴，适当用力由轻渐重掐压。

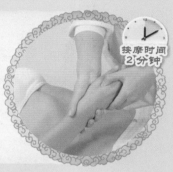

按摩时间 2分钟

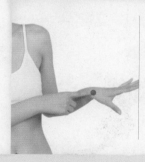

陆 阳溪

● **定位** 位于腕背横纹桡侧，手拇指向上翘起时，拇短伸肌腱与拇长伸肌腱之间的凹陷中。

● **按摩** 将拇指指腹放在阳溪穴上，适当用力按揉。

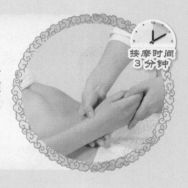

按摩时间 3分钟

穴位治病解析

　　下关消肿止痛、益气聪耳；颊车活络止痛、祛风清热；风池平肝息风、通利官窍；少海理气通络、益心安神；合谷镇静止痛、通经活络；阳溪清热散风、消肿止痛。六穴配伍，可以有效防治牙痛。

过敏性鼻炎
——鼻塞流涕过敏频

过敏性鼻炎是五官科最常见的疾病之一，是以鼻黏膜潮湿水肿、黏液腺增生、上皮下嗜酸细胞浸润为主的一种异常反应，以鼻塞、流涕、打喷嚏为主要症状。

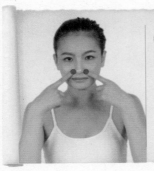

壹 迎香

- **定位** 位于鼻翼外缘中点旁，鼻唇沟中。
- **按摩** 用双手食指指腹轻轻点按迎香穴，再以顺时针方向回旋揉动。

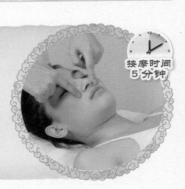

按摩时间 5 分钟

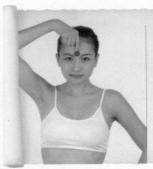

贰 印堂

- **定位** 位于额部，两眉头中间。
- **按摩** 用拇指和食指、中指相对，挟提印堂穴，向前推进，以感到酸胀为度。

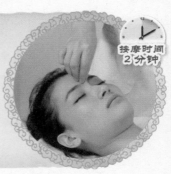

按摩时间 2 分钟

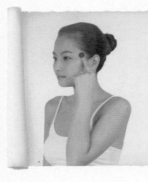

叁 太阳

- **定位** 位于颞部，眉梢与目外眦之间，向后约一横指的凹陷处。
- **按摩** 用双手拇指指腹按揉太阳穴。

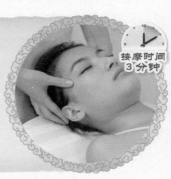

按摩时间 3 分钟

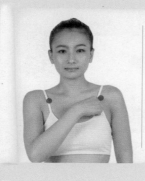

肆 中府

- **定位** 位于胸前壁的外上方，云门下1寸，平第一肋间隙，距前正中线6寸。
- **按摩** 用拇指指腹在中府穴上用力向下按压。

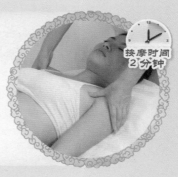

按摩时间
2分钟

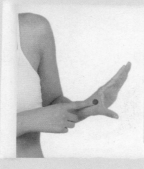

伍 合谷

- **定位** 位于手背，第一、二掌骨间，第二掌骨桡侧的中点处。
- **按摩** 用拇指的指腹按揉合谷穴，以潮红发热为度。

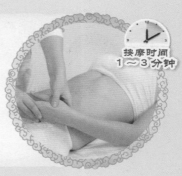

按摩时间
1～3分钟

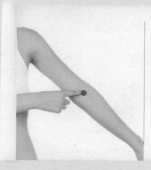

陆 尺泽

- **定位** 位于肘横纹中，肱二头肌腱桡侧凹陷处。
- **按摩** 用拇指指腹按揉尺泽穴，以潮红发热为度。

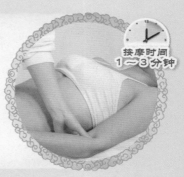

按摩时间
1～3分钟

穴位治病解析

迎香祛风通窍、理气止痛；印堂安神定惊、醒脑开窍、通鼻明目；太阳清肝明目、通络止痛；中府清泻肺热、止咳平喘；合谷镇静止痛、通经活络；尺泽清肺热、平喘咳。六穴配伍，可以有效改善鼻炎症状。

鼻出血

——内因外因需辨明

鼻出血是多种疾病的常见症状。鼻出血可由外伤引起，也可由鼻病引起，如鼻中隔偏曲、鼻窦炎、肿瘤等，有些全身疾病如高热、高血压等也是诱因；妇女内分泌失调，在经期易鼻出血，称为"倒经"；天气干燥、气温高也可引起鼻出血。

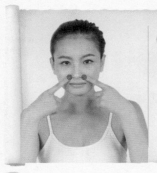

壹 迎香

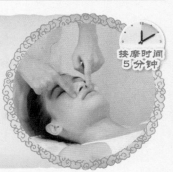

按摩时间 5分钟

- 定位 位于鼻翼外缘中点旁，鼻唇沟中间。
- 按摩 将双手食指放于迎香穴上按揉。

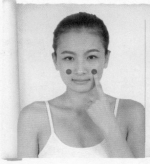

贰 巨髎

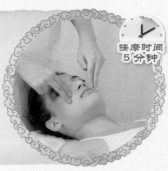

按摩时间 5分钟

- 定位 位于面部，瞳孔直下，平鼻翼下缘处，鼻唇沟外侧。
- 按摩 将双手食指、中指紧并，放于巨髎穴上按揉，力度由轻渐重。

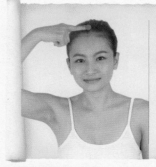

叁 神庭

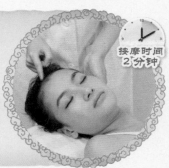

按摩时间 2分钟

- 定位 位于头部，前发际正中直上0.5寸。
- 按摩 用食指指腹推揉神庭穴，以局部有酸胀感为宜。

● 迎香祛风通窍、理气止痛；巨髎祛风通窍；神庭宁神醒脑、降逆平喘。三穴配伍，有助于防治鼻出血。

中耳炎

——耳痛眩晕需留心

中耳炎可分为非化脓性及化脓性两大类。化脓性中耳炎以耳内流脓为主要表现，同时还伴有耳内疼痛、胸闷等症状。非化脓性者包括分泌性中耳炎、气压损伤性中耳炎等。特异性炎症比较少见，如结核性中耳炎等。

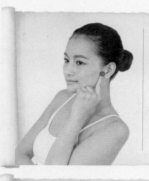

壹 听宫

● **定位** 位于面部，耳屏前，下颌骨髁状突的后方，张口时呈凹陷处。

● **按摩** 用拇指指尖轻轻按揉听宫穴，有刺痛感即可。

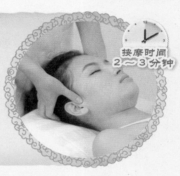

按摩时间 2～3分钟

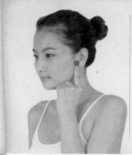

贰 听会

● **定位** 位于面部，屏间切迹的前方，下颌骨髁突的后缘，张口凹陷处。

● **按摩** 将拇指指尖放于听会穴上按揉。

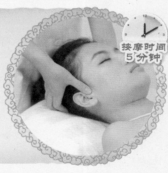

按摩时间 5分钟

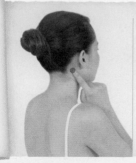

叁 翳明

● **定位** 位于项部，翳风后1寸。

● **按摩** 将拇指指尖放于翳明穴上按揉，力度由轻渐重。

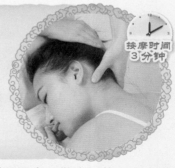

按摩时间 3分钟

● 听宫聪耳开窍、宁神止痛；听会升清聪耳；翳明聪耳通窍、散内泻热。三穴配伍，有助于防治中耳炎。

咽喉肿痛
——发热咳嗽常相伴

　　咽喉肿痛是口咽和喉咽部病变的主要症状。临床主要以咽喉红肿疼痛、吞咽不适为主症，多伴有发热、咳嗽等上呼吸道感染症状及食欲缺乏等全身症状，在中医学属于"喉痹"等范畴。

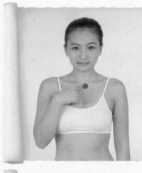

壹 天突

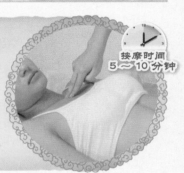

按摩时间
5～10分钟

- **定位** 位于颈部，前正中线上，胸骨上窝中央。
- **按摩** 将食指、中指并拢，用两指指腹持续按揉天突穴。

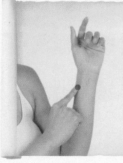

贰 列缺

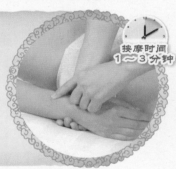

按摩时间
1～3分钟

- **定位** 位于前臂桡侧缘，桡骨茎突上方，腕横纹上1.5寸，肱桡肌与拇长展肌腱之间。
- **按摩** 用食指的指腹按揉列缺穴，以有酸痛感为宜。

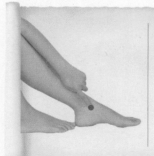

叁 照海

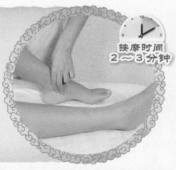

按摩时间
2～3分钟

- **定位** 位于足内侧，内踝尖下方凹陷处。
- **按摩** 将食指、中指并拢，用两指指腹按揉照海穴，力度适中。

●天突宣通肺气、化痰止咳；列缺宣肺理气、利咽宽胸、通经活络；照海滋阴清热。三穴配伍，有助于缓解咽喉肿痛。

痤疮
——原因复杂需辨明

皮肤科疾病

痤疮是皮肤科最常见的病症，与多种因素有关，如饮食结构不合理、精神紧张、内分泌功能紊乱、生活或工作环境不佳、某些微量元素缺乏、遗传因素、大便秘结等。

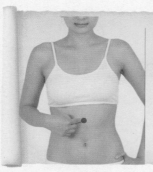

壹 中脘

- **定位** 位于上腹部，前正中线上，当脐中上4寸。
- **艾灸** 点燃艾灸盒灸治中脘穴，以有温热感为度。

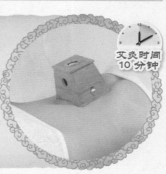

艾灸时间 10分钟

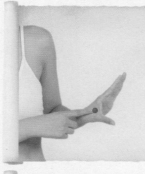

贰 合谷

- **定位** 位于手背，第一、二掌骨间，第二掌骨桡侧的中点处。
- **艾灸** 用艾条回旋灸合谷穴，以穴位皮肤潮红为度。

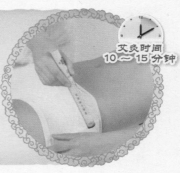

艾灸时间 10～15分钟

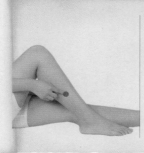

叁 丰隆

- **定位** 位于小腿前外侧，外踝尖上8寸，条口外，距胫骨前缘二横指（中指）。
- **艾灸** 用艾条回旋灸丰隆穴，以施灸部位出现红晕为度。

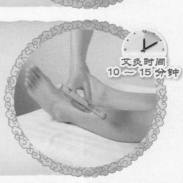

艾灸时间 10～15分钟

● 中脘健脾化湿；合谷镇静止痛、通经活络；丰隆健脾祛湿、化痰。三穴配伍，可有效防治痤疮。

黄褐斑

—— 肝郁气滞肾虚寒

黄褐斑又称"蝴蝶斑""肝斑"。内分泌异常是本病发生的原因，与妊娠、月经不调、痛经、失眠、慢性肝病及日晒等有一定的关系。临床主要表现为颜面中部有对称性蝴蝶状的黄褐色斑片，边缘清楚。

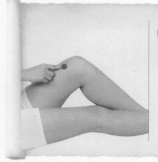

壹 血海

- **定位** 屈膝，位于大腿内侧，髌底内侧端上2寸，股四头肌内侧头的隆起处。
- **按摩** 先用掌心轻摩血海穴，再用拇指指腹按压。

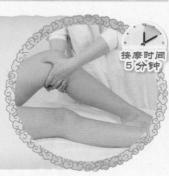

按摩时间 5分钟

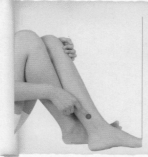

贰 三阴交

- **定位** 位于小腿内侧，足内踝尖上3寸，胫骨内侧缘后方。
- **按摩** 先用掌心轻摩三阴交穴，再用拇指指腹按压。

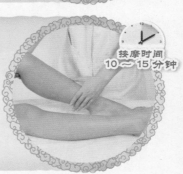

按摩时间 10～15分钟

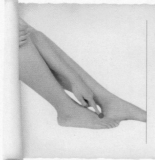

叁 太冲

- **定位** 位于足背侧，第一跖骨间隙的后方凹陷处。
- **按摩** 先用掌心轻摩太冲穴，再用拇指指腹按压太冲穴，有节奏地按压数次。

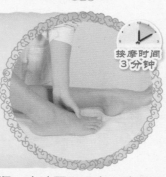

按摩时间 3分钟

● 血海健脾化湿、调经统血；三阴交健脾利湿、兼调肝肾；太冲平肝理血、清利下焦。三穴配伍，有助于防治黄褐斑。

荨麻疹

—— 恶心呕吐出疹多

荨麻疹俗称风疹块，是一种常见的变态反应性疾病。根据临床诊断要点可分为寻常荨麻疹、寒冷性荨麻疹、日光性荨麻疹等。现代医学认为进食虾、蛋、奶，接触荨麻，吸入花粉、灰尘，蚊虫叮咬以及寒冷刺激、药物过敏反应等都可引起荨麻疹的发生。

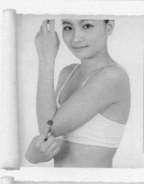

壹 曲池

- **定位** 于肘横纹外侧端，屈肘，尺泽与肱骨外上髁的连线中点。

- **按摩** 用拇指指腹按住曲池穴，以顺时针方向按揉。

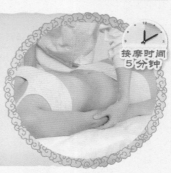

按摩时间
5分钟

贰 足三里

- **定位** 于小腿前外侧，犊鼻下3寸，距胫骨前缘一横指（中指）。

- **按摩** 用拇指以顺时针的方向按揉足三里穴力度适中。

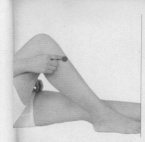

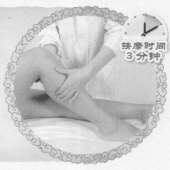

按摩时间
3分钟

叁 膈俞

- **定位** 位于背部，当第七胸椎棘突下，旁开1.5寸。

- **按摩** 用掌心来回有节奏地横擦膈俞穴处的肌肉。

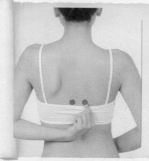

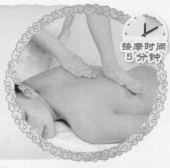

按摩时间
5分钟

●曲池清热和营、降逆活络；足三里调理脾胃、补中益气、防病保健；膈俞养血和营、理气止痛。三穴配伍，可有助于缓解荨麻疹症状。

斑秃
——血虚风盛肝肾亏

斑秃也称圆形脱发症，是一种常见的局限性脱发，常常是突然一夜之间或渐渐地成片的长毛或毳毛脱落。脱发区大小不等，一般多呈圆形、椭圆形或不规则形，数目不定。患处皮肤光亮，无炎症现象，但可见毛孔边界清楚。

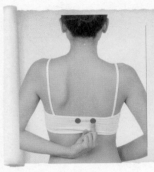

壹 肝俞

- **定位** 位于背部，当第九胸椎棘突下，旁开1.5寸。
- **按摩** 用双手拇指指腹按压脊柱两侧肝俞穴，带动腕部和掌指做顺时针揉动。

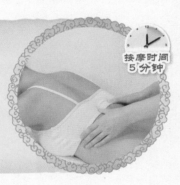

按摩时间
5分钟

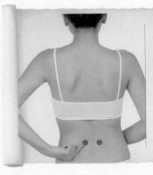

贰 肾俞

- **定位** 位于腰部，当第二腰椎棘突下，旁开1.5寸。
- **按摩** 用双手拇指指腹按压肾俞穴，带动腕部和掌指做顺时针揉动。

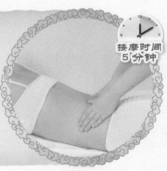

按摩时间
5分钟

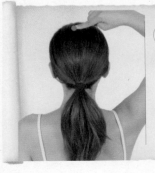

叁 百会

- **定位** 位于头部，前发际正中直上5寸，或两耳尖连线的中点处。
- **按摩** 用食指、中指、无名指指腹按揉百会穴。

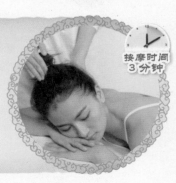

按摩时间
3分钟

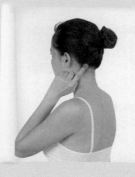

肆 风池

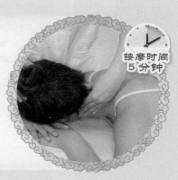

按摩时间 5分钟

- **定位** 位于项部，枕骨之下，与风府相平，胸锁乳突肌与斜方肌上端之间的凹陷处。

- **按摩** 将拇指和食指相对成钳形拿捏风池穴。

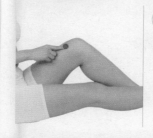

伍 血海

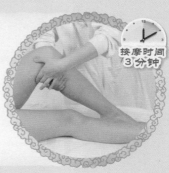

按摩时间 3分钟

- **定位** 屈膝，位于大腿内侧，髌底内侧端上2寸，股四头肌内侧头的隆起处。

- **按摩** 用拇指按压血海穴，感到酸胀时做顺时针揉动。

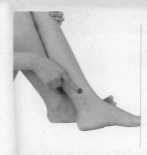

陆 三阴交

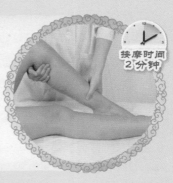

按摩时间 2分钟

- **定位** 位于小腿内侧，足内踝尖上3寸处，胫骨内侧缘后方。

- **按摩** 用拇指指腹按压三阴交穴，感到酸胀时做顺时针揉动。

穴位治病解析

　　肝俞疏肝利胆、降火止痉；肾俞益肾助阳；百会提神醒脑、防脱发；风池平肝息风、通利官窍；血海健脾化湿、调经统血；三阴交健脾利湿、补益肝肾。六穴配伍，可以有效防治斑秃。

带状疱疹
——奇痛无比春秋多

带状疱疹是由水痘带状疱疹病毒引起的急性炎症性皮肤病，中医称为"蛇丹"或"缠腰火丹"。主要表现为簇集性水疱，沿一侧周围神经作群集带状分布，伴有明显神经痛。初次感染表现为水痘，以后病毒可长期潜伏在脊髓后根神经节，免疫功能减弱可诱发水痘带状疱疹病毒再度活动。

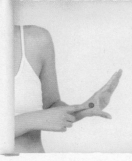

壹 合谷

- **定位** 位于手背，第一、二掌骨间，第二掌骨桡侧的中点处。
- **按摩** 用拇指指腹按住合谷穴，以顺时针的方向按揉，以感到酸胀为度。

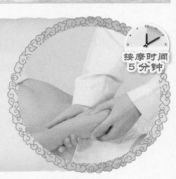

按摩时间 5分钟

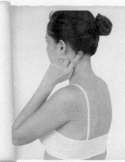

贰 风池

- **定位** 位于项部，枕骨之下，与风府相平，胸锁乳突肌与斜方肌上端之间的凹陷处。
- **按摩** 四指紧并，用指腹按揉风池穴，以局部胀痛为宜。

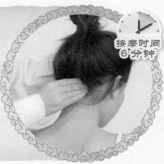

按摩时间 6分钟

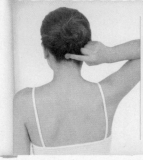

叁 风府

- **定位** 位于项部，后发际正中直上1寸，枕外隆凸直下，两侧斜方肌之间凹陷中。
- **按摩** 用食指和中指指腹按揉风府穴以局部胀痛为宜。

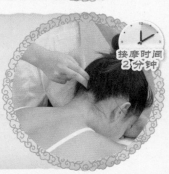

按摩时间 2分钟

●合谷镇静止痛、通经活络、清热解表；风池疏风清热、开窍镇痛；风府疏风通络、理气解郁。三穴配伍，有助于防治带状疱疹。

脚气

——发病愈后效果差

脚气俗称"香港脚"，是一种常见的感染性皮肤病，主要由真菌感染引起，常见的主要致病菌是红色毛癣菌。成人中70%～80%的人有脚气，其主要症状是足跖部和脚趾间瘙痒、脱皮、起疱等，甚至出现真菌感染引起手癣。

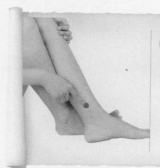

壹 三阴交

- **定位** 位于小腿内侧，足内踝尖上3寸，胫骨内侧缘后方。
- **按摩** 将拇指指尖放于三阴交穴上，微用力压揉。

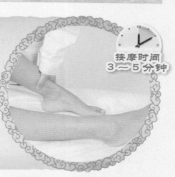

按摩时间
3～5分钟

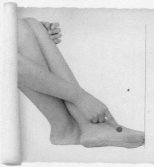

贰 公孙

- **定位** 位于足内侧缘，第一跖骨基底的前下方。
- **按摩** 握住患者脚掌面，拇指指腹放于公孙穴处用力压揉，以局部有酸胀感为宜。

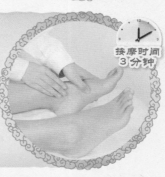

按摩时间
3分钟

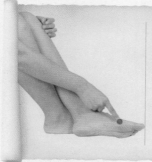

叁 太白

- **定位** 位于足内侧缘，足大趾本节（第一跖趾关节）后下方赤白肉际凹陷处。
- **按摩** 将拇指指腹放于太白穴上按揉，力度适中。

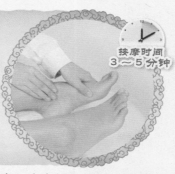

按摩时间
3～5分钟

●三阴交健脾利湿、兼调肝肾；公孙健脾化湿、和胃理中；太白健脾化湿、理气和胃。三穴配伍，可防治脚气。

疔疮

——坚硬如钉疼痛剧

疔疮好发于颜面、四肢、背部，主要由皮肤不洁、饮食不当引起。初起时像一粟米样疮头，形状小，坚硬如钉，日久，内硬结增大，疼痛加剧，形似蜂窝状，红肿范围多在9cm以上，多发于项背部肌肉丰厚之处。

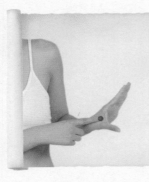

壹 合谷

● **定位** 位于手背，第一、二掌骨间，第二掌骨桡侧的中点处。

● **按摩** 以拇指和食指两指相对置于合谷穴处，用扣掐法扣掐合谷穴，力度微重。

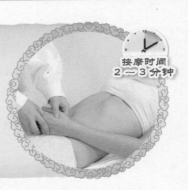

按摩时间
2～3分钟

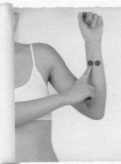

贰 二白

● **定位** 位于前臂掌侧，腕横纹上4寸，桡侧腕屈肌腱的两侧，一侧两个穴。

● **按摩** 将拇指指腹放于二白穴上，顺时针按揉。

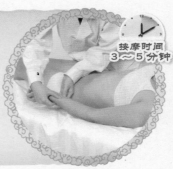

按摩时间
3～5分钟

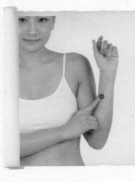

叁 郄门

● **定位** 位于前臂掌侧，曲泽与大陵的连线上，腕横纹上5寸。

● **按摩** 用食指、中指指腹按压郄门穴，并按摩周围的皮肤，力度适中。

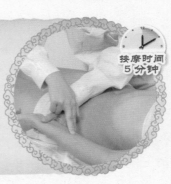

按摩时间
5分钟

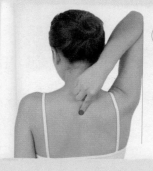

肆 身柱

- **定位** 位于背部,后正中线上,第三胸椎棘突下凹陷中。
- **按摩** 食指、中指、无名指三指并拢,微用力反复推揉身柱穴及周围皮肤。

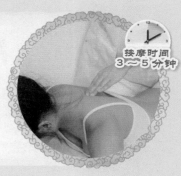

按摩时间
3～5分钟

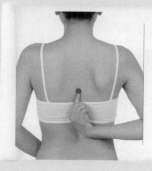

伍 灵台

- **定位** 位于背部,后正中线上,第六胸椎棘突下凹陷中。
- **按摩** 将拇指指尖放于灵台穴上,微用力按揉,以局部皮肤发红为宜。

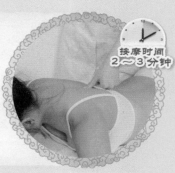

按摩时间
2～3分钟

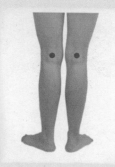

陆 委中

- **定位** 位于腘横纹中点,股二头肌腱与半腱肌肌腱的中间。
- **按摩** 手掌成空心掌,拍打委中穴至发热为宜,再用大鱼际按揉。

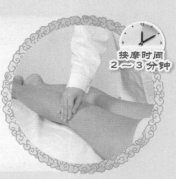

按摩时间
2～3分钟

穴位治病解析

　　合谷镇静止痛、通经活络;二白调和气血、缓急止痛;郄门清营止血、安神;身柱清热宁神;灵台清热化湿、止咳定喘;委中舒经活络、凉血解毒。六穴配伍,可以有效防治疗疮。

脱发

——生理病理需留心

脱发是头发脱落的现象。生理性脱发是指头发正常脱落。病理性脱发是指头发异常或是过度脱落。生活压力大、睡眠不足、饮食不当、环境污染、人体血液内的热毒排不出来、伤寒、流脑、重症流感等病症都可引起脱发。

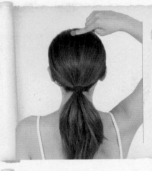

壹 百会

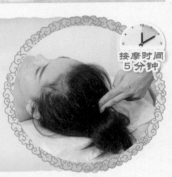

按摩时间 5分钟

- **定位** 于头部，当前发际正中直上5寸，或两耳尖连线的中点处。
- **按摩** 用食指、中指指腹顺时针按揉百会穴，力度适中。

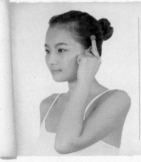

贰 率谷

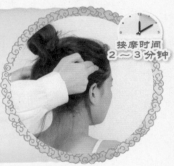

按摩时间 2～3分钟

- **定位** 位于头部，耳尖直上入发际1.5寸，角孙直上方。
- **按摩** 将食指和中指并拢，用指腹按揉率谷穴。

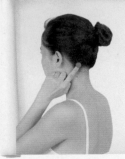

叁 风池

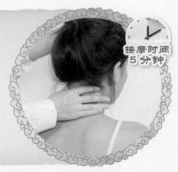

按摩时间 5分钟

- **定位** 位于项部，枕骨之下，与风府相平，胸锁乳突肌与斜方肌上端之间凹陷处。
- **按摩** 拇指和食指如钳形相对，拿捏风池穴。

● 百会安神定志、益寿延年；率谷通络止痛；风池疏风清热、开窍镇痛。三穴配伍，可有助于防治脱发。